全国医学教育发展中心医学教育译丛

丛书翻译委员会顾问　韩启德　林蕙青
丛书翻译委员会主任　詹启敏

基于案例的临床思维教育的原则与实践

Principles and Practice of Case-based Clinical Reasoning Education

A Method for Preclinical Students

原　著　Olle ten Cate　Eugène J.F.M. Custers
　　　　Steven J. Durning

主　译　张　林　卿　平

副主译　谢　红　姚　巡　柴　桦

译　者　(以姓氏笔画为序)
　　　　刁凯悦　王　澎　全祉悦　闫思宇　李晓丹　张　林
　　　　张云帆　张梦婷　陈　洺　范　旸　胡海瑶　姚　巡
　　　　袁欢欢　柴　桦　徐振圆　卿　平　高　慧　郭　文
　　　　唐青青　黄　玥　谢　红　霸坤仪

人民卫生出版社
·北　京·

以医学教育科学研究推进医学教育改革与发展。

本套译丛的出版对于我国医学教育研究的科学化和

专业化具有重要作用。

（签名）

医学教育研究要研究真问题，密切联系实际；

要努力发现规律，促进医学教育高质量发展。

林蕙青

译丛序言

　　医学教育是卫生健康事业发展的重要基石,也是我国建设高质量教育体系的重要组成部分。2020年9月,国务院办公厅印发《关于加快医学教育创新发展的指导意见》,明确指出要把医学教育摆在关系教育和卫生健康事业优先发展的重要地位,要全面提高人才培养质量,为推进健康中国建设、保障人民健康提供强有力的人才保障。医学教育科学研究是医学教育改革与发展的重要支撑,发挥着引领作用。当前,我国已经建立起全球最大的医学教育体系,但在医学教育科学研究上还较为薄弱,在医学教育的最新理念和医学教育模式创新上还相对落后。引进和翻译国际权威、经典的医学教育专业书籍有助于拓宽我们的视野,是提升医学教育科学研究水平和掌握国际医学教育新理念行之有效的方法,对我国医学教育事业改革发展有重要的意义。

　　北京大学全国医学教育发展中心自2018年5月成立以来,始终以推动我国医学教育改革与发展为己任,以医学教育学科建设为核心推进医学教育科学研究。2019年5月,中心联合全国20所知名高等医学院校联合发起成立全国高等院校医学教育研究联盟,旨在凝聚各高等院校医学教育研究力量,推动中国医学教育研究的专业化、科学化和可持续发展,促进医学教育研究成果的生成、转化和实践推广,引领和推动医学教育发展。2020年7~10月全国医学教育发展中心携手人民卫生出版社,依托全国高等院校医学教育研究联盟,牵头组织研究联盟中的国内知名院校和知名医学教育专家,组织开展了国际经典或前沿的医学教育著作的甄选工作,共同建设"全国医学教育发展中心医学教育译丛",期望出版一套高质量、高水平、可读性和指导性强的医学教育译作丛书,为国内医学教育工作者和医学教育研究人员提供参考借鉴。2020年11月,"全国医学教育发展中心医学教育译丛"启动仪式在中国高等教育学会医学教育专业委员会、全国医学教育发展中心和人民卫生出版社共同主办的"全国高等医药教材建设与医学教育研究暨人民卫生出版社专家咨询2020年年会"上隆重举行。

　　"全国医学教育发展中心医学教育译丛"最终共甄选11本医学教育著作,包括国际医学教育研究协会(Association for the Study of Medical Education, ASME)最新组织全球知名医学教育专家编写的 *Understanding Medical Education*:

Evidence，Theory and Practice；既有医学教育中教与学的理论性著作，如 *ABC of Learning and Teaching in Medicine*、*Comprehensive Healthcare Simulation：Mastery Learning in Health Professions Education*，又有医学教育教与学中的实践指南，如 *Principles and Practice of Case-based Clinical Reasoning Education*、*Developing Reflective Practice*。译丛还围绕特定专题，如教师发展、临床教育、叙事医学、外科教育等选择了相关代表性著作。*Medical Education for the Future：Identity，Power and Location* 和 *Professional Responsibility：the Fundamental Issue in Education and Health Care Reform* 则帮助读者从社会学、政治学、哲学等多学科视角理解医学职业和医学教育。

　　这些医学教育著作在甄选时充分注意学术性与实践性的统一，注意著作对我国医学教育实施和研究的针对性和引领性。为充分开展"全国医学教育发展中心医学教育译丛"工作，全国医学教育发展中心专门组织成立丛书翻译委员会，并邀请第十届及第十一届全国人民代表大会常务委员会副委员长、中国人民政治协商会议第十二届全国委员会副主席、中国科学技术协会名誉主席、中国科学院院士韩启德与教育部原副部长、教育部医学教育专家委员会主任委员、中国高等教育学会副会长、全国医学教育发展中心名誉主任林蕙青担任顾问。邀请国内 11 位医学教育知名专家担任委员，11 所知名医学院校分别担任各书主译单位。秘书处设立在全国医学教育发展中心，具体工作由全国高等院校医学教育研究联盟工作组推进实施。

　　"全国医学教育发展中心医学教育译丛"是一项大工程，在我国医学教育史上实属首次。译丛的整体完成会历时相对较长，但我们坚信，这套译丛中的各著作的陆续出版将会形成我国医学教育中的一道亮丽风景线，对我国医学教育事业具有重要作用，也必将对我国医学教育学科和医学教育的科学化研究的推进提供强大助力。

　　感谢北京大学全国医学教育发展中心和全国高等院校医学教育研究联盟为此付出辛勤努力的各位老师，感谢人民卫生出版社的大力支持！

詹启敏

中国工程院院士

北京大学全国医学教育发展中心主任

全国高等院校医学教育研究联盟理事长

2021 年 10 月

全国医学教育发展中心医学教育译丛
丛书翻译委员会

译者前言

临床思维(clinical reasoning)是医生诊治患者时的思考和决策过程,也是医学教育的重要内容。国内外许多医学教育专家关注临床思维教学,探索制订了相关的课程计划,希望在医学课程的学习中,把知识学习与临床思维培训结合起来,例如以小组为单位开展"基于问题的学习"(problem-based learning,PBL)、"基于案例(纸质、电子案例或案例视频)的学习"(case-based learning,CBL)、在医学模拟中心通过"标准化病人"(standardized patients,SP)的学习,或在门诊或床旁接触真实患者开展见习,还有学校开设实习生岗前培训课程,以及以器官-系统为基础的基础-临床整合课程。但无论使用哪种教学方法或策略,学生在进入临床实习之前,仍然很难像医生那样思考。医学教育界普遍认为,丰富的医学知识储备和临床经验是形成临床思维能力的基础。医生的思维过程是一系列的连贯过程,发生速度很快,想了解临床思维过程本身就有难度,有时医生自己也不能很好地描述其思维过程,而让学习者逐渐习得临床思维模式也有难度——处于医学知识学习过程中且缺乏临床经验的医学生又该怎样培养临床思维呢?

围绕"如何帮助医学生像医生那样思考"的问题,本书介绍了"基于案例的临床思维教学法"(case-based clinical reasoning,CBCR)。此方法源于20世纪80年代荷兰阿姆斯特丹大学医学院对同伴教学的研究课题,目前已经在荷兰和多个国家的医学院校推广应用,广受临床教师和学生的欢迎。CBCR兼具CBL和PBL的特点和优势,包括结构不全的案例、分角色编写的教学资料、精心设计的病案问题、12人左右的学习小组、可围坐的讨论空间、2~3位同伴教师和1位导师引导讨论,帮助低年级学生从较简单的病案开始识别和记忆常见的疾病,逐步构建并记忆更多、更复杂的疾病模式,培训学生从主诉、基本病情到诊断、疾病发病机制,再到治疗方案的系统性临床思维习惯。经过一门课、一学期、一学年到几学年循序渐进的CBCR教学,帮助中低年级医学生通过累积一定数量的经典病案来建立自己的思维架构,使其今后遇到类似病例时,能针对患者病情进行系统的临床推理,初步具备接诊新患者的能力,以及有效领导和组织临床病案讨论的能力。

CBCR教学法的开创者Olle ten Cate教授及其他荷兰与美国的专家们在本

9

书中倾注了对医学教育的热忱与智慧。书中对临床思维及临床思维教育的概念、历史、理论基础与发展等进行介绍，对CBCR教学法的具体操作流程、师生角色与任务、考试考核方法、案例及教学资料编写、课程开发设计以及教师培训等各方面进行了详细的描述，并提供了4个示范案例，对国内医学教师学习借鉴CBCR教学法、从低年级开始加强医学生临床思维训练具有很强的指导性和实用性。各医学院校可根据自身需求和资源条件灵活应用CBCR，既可以独立设置为必修课、选修课，也可以用于基础医学、临床医学核心课程中，与理论授课、见习等教学形式联合使用。

四川大学华西临床医学院至今已有130年行医办学历史，也是国内最早学习和引进SP、客观结构化临床考试（objective structured clinical examination，OSCE）、PBL和"基于团队的学习"（team-based learning，TBL）等国际先进医学教学与考试方法的医学院校之一。在全国医学教育发展中心和人民卫生出版社的指导和支持下，川大师生团队有幸牵头翻译本书并将CBCR教学法系统地介绍给国内师生，深感使命光荣，责任重大。我校翻译团队包括华西医学中心、教师教学发展中心医学分中心、华西临床医学院/华西医院教务部、信息中心和医学英语教研组的师生，他们也将是未来CBCR教学法的研究与推广的主力军。

由于原著知识面广而编译者水平有限，在文中难免有不妥甚至错误之处，望读者斧正！

张林　卿平

2022年4月

原著前言

医生最核心的特质就是临床思维能力,涉及患者诊疗的方方面面。如何培训医学生的临床思维能力,仍未有特别有效的方法。目前对临床思维已经有大量的研究,都旨在:①阐明临床思维到底是什么;②找出临床思维出错的时间节点,以及导致差错或不太理想的诊疗结果的原因;③确定教学方法;④确认考核模式。

根据大量的实证研究,医学教育界普遍认为,丰富的临床经验和牢固的知识储备是提高临床思维能力的基础。如何更好地训练学生像医生一样思考,是所有学校都面临的一个难题。学生能否在进入临床之前学会采集病史,进行体格检查,做出鉴别诊断并制订诊疗计划? 整合课程,特别是纵向的整合课程,力图在医学课程早期阶段将基础学科教学与基于患者的临床教学结合起来,以便让学生做好进入临床的准备。但是,如果获取临床思维能力本身就需要临床经验,又该怎么办呢?

本书介绍的教学法来自主编20世纪80年代在阿姆斯特丹大学医学院对同伴教学的博士研究课题,目前已经在荷兰和其他一些国家的教学机构的多个医学课程中得以推广应用。主编对基于案例的临床思维(case-based clinical reasoning,CBCR)教学法进行了详细的描述,并集结成书,经过全面修订和扩充,形成了目前的版本。

CBCR教学法的核心在于培养学生在开展患者诊疗之前能像医生一样思考。我们不是说这是唯一(甚至是首选)的方法,而是说这种方法已经在一届又一届(成千上万的)基础阶段的医学生的教学中得以应用,并且学生对该教学方法的评价一直与其他基础课程一样好(甚至更好)。该方法可以应用于现有的医学课程体系中,也可以作为核心课程、选修课程或课外课程,补充到课程体系里。

本书分为三个部分。只想对临床思维教育作大致了解的读者,可以参考第一部分(第一章至第五章);有兴趣运用CBCR方法的读者,推荐阅读第二部分(第六章至第十章);附录部分提供了一些案例,供希望尝试CBCR教学法的教师使用。

感谢所有为CBCR教学法做出贡献的人。他们或参与了最初的设计(特别是阿姆斯特丹学术医学中心的 Bert Schadé 教授),或担任顾问,或撰写案例。感谢 Charles Magee 博士、Mary Kwok 博士、Jeremy Perkins 博士和 Lieke van Imhoff 博士为本书撰写或编辑案例(一个或多个),案例均纳入附录中。

(谢红 译)

原著编者介绍

Olle ten Cate 博士是荷兰乌得勒支大学医学中心的医学教育教授和教育研究与发展中心主任。他是基于案例的临床思维教育课程的创始人,在阿姆斯特丹(1993—1999)和乌得勒支(2005—2016)都曾经担任 CBCR 课程协调人。他的研究方向包括课程开发、同伴教学、基于胜任力的医学教育、临床思维教育和许多其他领域。

Eugène J.F.M. Custers 博士是荷兰乌得勒支大学医学中心下属的教育研究与发展中心的医学教育研究员。他的主要专业领域是临床思维教学、基础科学在医学专业的作用,以及病案研发。他对医学教育的历史也有兴趣。

Steven J. Durning 博士是美国健康科学统一服务大学的内科学和病理学教授、健康职业教育研究生项目主任、医学院临床思维课程负责人,以及远期职业成果研究负责人。他拥有健康职业教育的博士学位,是一名执业内科医生。他的研究方向包括临床思维、考核、教育理论、同伴教学等。

Judith L.Bowen 博士是美国俄勒冈健康与科学大学普通内科学和老年医学科的医学教授,并管理该校的教育学者项目(针对临床教师的长期师资培训项目)。她是乌得勒支大学医学教育专业的博士生,研究方向包括临床思维教学和课程体系,研究重点为"临床责任的转换对诊断思维学习的影响"。

Gaiane Simonia 博士是格鲁吉亚第比利斯国立医科大学内科学教授,老年医学科主任,医学教育、研究和战略发展部主任。她是东欧国家医学教育现代化欧盟东邻地区本科医学教育现代化(Modernizing Undergraduate Medical Education in the Eastern Neighboring Area, MUMEENA)项目的主要发起人。

Sjoukje van den Broek 博士是荷兰乌得勒支大学医学教育所的助理教授,该医学教育所附属于教育研究与发展中心。从 2010 年起,她就作为顾问涉足

CBCR,目前是二年级医学生 CBCR 课程协调人。她是医学教育专业的博士,也是荷兰医学教育协会健康职业教育研究伦理审查委员会的秘书长。

Maria van Loon 博士曾在荷兰乌得勒支大学医学中心的教育研究与发展中心担任初级教师。2014 年,她作为顾问和二年级医学生 CBCR 课程协调人参与 CBCR 课程,并积极参与了一些医学院的 CBCR 培训工作。她现在是乌得勒支大学医学中心的全科医学住院医生。

Angela van Zijl 博士曾在荷兰乌得勒支大学医学中心的教育研究与发展中心担任初级教师。2013 年,她作为二年级医学生 CBCR 课程协调人参与 CBCR 课程,并积极参与了阿塞拜疆的医学院 CBCR 培训工作。目前,她在荷兰的医院担任儿科住院医生。

(谢红 译)

目录

第一部分
基础阶段学生的临床思维教育背景

第一章
临床思维教育简介

Olle ten Cate

专家认为,临床思维是一项很难的、需要时间才能掌握的专业技能。即使掌握了这种技能,应用的时候依旧很难解释其到底是如何发生的。有时甚至感觉临床思维是一个简单的过程,例如:输入一个临床问题或患者信息,就得出诊断或治疗计划。这个过程看似非常清晰,但这期间,医生的心路历程却是复杂的,因为这个过程可能在几秒钟内完成,也可能持续几天或几个月;可能看起来毫不费力就能做到,也可能需要深思熟虑、查阅资料和请教同事。"思维"这个词似乎准确地描述了医生思考的过程,但思维过程总是推理过程吗? 推理听起来就像是建立一个因果思维链,但医生有时在意识到自己在进行临床思维前,就已经得出结论了。这是医学魔法吗? 不,不是。非医学人士也有这种行为。例如,一个成年人目击了摩托车事故,看到受害人下肢呈现奇怪的角度,会立即"推断"受害人发生了骨折。其他一些疾病则不像骨折那么明显,需要深入思考、调查或查阅文献才能得到结论。不管患者病情如何,医生都需要具备一些必要的技能来解决这些问题。虽然临床思维晦涩难懂,但学生们都应掌握。那么,学生如何开始学习临床思维呢? 教师应如何培训学生的临床思维能力呢?

基于案例的临床思维(case-based clinical reasoning,CBCR)教学法是针对基础阶段的医学生设计的一种思维训练。学生以小组为单位,学习处理在实践中遇到的临床问题。尽管 CBCR 与基于问题的学习(problem-based learning,PBL)(Barrows et al.,1980)有一些相似之处(比如都是以小组为单位学习,没有传统的教师角色),但两者并不完全相同。PBL 教学法侧重于达到个人学习目标,并让学习者获得新知识(Schmidt,1983),CBCR 侧重于培养和建立临床思维能力,强调培训学生应用知识的能力。这一教学方法的目的是构建病例(即头脑中的疾病呈现),养成诊断性思维习惯。CBCR 不同于在临床实践中解决新的临床问题的算法和启发方法,它是一种培养临床思维能力的*教学方法*。这也是本书的主题。

本书第一部分将介绍临床思维概念和教学背景,第二部分和附录部分将详细描述教学方法。

临床思维的概念

临床思维通常被定义为"与临床实践相关的思考和决策过程"（Higgs et al.，2000），或简单定义为"解决诊断问题的过程"（Elstein，1995）。

本书将"临床思维"定义为医生诊治患者时的思考过程，期望获得：①患者主诉或异常体征的性质和可能原因；②可能的诊断；③将对患者采取的处理、措施。临床思维就是收集诊断信息、做出治疗决策的过程。在这过程中，收集信息时临床思维中断，信息收集完成时临床思维重启。

临床医生可以运用很多的思维方法，简单归类为两种思维系统，也被称为双系统理论（Eva，2005；Kassirer，2010；Croskerry，2009；Pelaccia et al.，2011）。基于Croskerry（2009）和医学研究所（Balogh et al.，2015）的研究结果，图1-1展示了系统1思维（即快速思维或非分析性思维）和系统2思维（慢速思维或分析性思维）形成临床思维过程的模型。

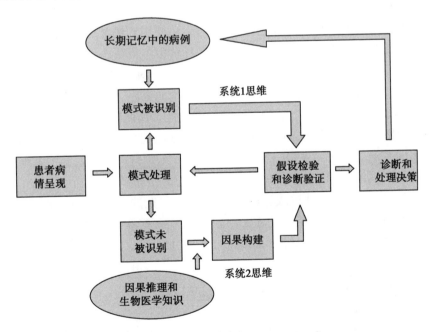

图 1-1　临床思维模式（Croskerry，2009）

第一种思维方法是快速的，不需要太多思考。这种模式被称为系统1思维或模式识别，有时也称为非分析性思维。模式识别存在于各个专业领域。对国际象棋的研究表明，大师级棋手的记忆中估计有超过 50 000 种自己推演过和研究过的模式(Kahneman et al.,2009)。这可以快速将比赛中的棋局与存储在记忆中的模式进行比较,从而做出快速的决断。经验丰富的临床医生头脑中存储的病例库,和棋手这种庞大的模式库类似,可以快速识别患者的体征和症状(Feltovich et al.,1984;Custers et al.,1998)。参见知识框 1-1。

知识框 1-1　病例

病例是医生对疾病的总体描述,包括:①导致或促成疾病的详细信息("易感条件");②实际病理过程("病变");③体征、症状和预期的诊断结果("疾病表现");④最可能的疾病进展、合适的处理措施及其预后("处理")(Feltovich et al.,1984)。病例作为一个完整单元存储在医生的长期记忆中,当再次遇到类似临床病例时,记忆会被触发,进行检索和比较,从而产生诊断假设。

如果接诊的患者疾病特征明显,与记忆中存储的病例特征相似,大脑就可以即时匹配识别,生成诊断假设。

除快速的系统 1 思维过程之外,临床医生还使用系统 2 思维(分析性思维模式),即假设因果推理,这种思维模式速度慢且费力。当系统 1 思维收效甚微时,就会启动分析性思维。分析性思维通常是从病理生理学角度来解释相关的症状和体征,这种分析方法也是医学教育中教授学生的方法。在临床工作中,两种思维方法都是必要的,可以相互验证诊断的准确性。这两种思维模式介于即时识别和缓慢推理过程之间(Kassirer et al.,2010;Custers,2013)。在常规医疗实践中,以快速的系统 1 思维为主,正确率高,但并非万无一失。而当系统 1 思维失败,转向系统 2 思维时,放慢思维速度并不一定带来更准确的判断(Norman et al.,2014)。事实上,功能磁共振成像研究表明,遇到复杂的案例时,缺乏经验的学习者会基于理论,推理得出解决方案(系统 2 思维),而经验丰富的临床医生则是从记忆中搜索样例(系统 1 思维)(Hruska et al.,2015)。

如何教低年级学生学习临床思维?

目前尚不清楚医学生是如何形成临床思维(Boshuizen et al.,2000),因无论他们是否在课程中接受过针对性的培训,最终都会获得该技能。Williams 等人发现,临床经验的多少会导致推理能力的极大差别,不同学校的学生推理能力也存在很大差异(Williams et al.,2011)。

培训学生临床思维的一种方法是关注临床思维实践中可能出现的错误,以及临床工作中可能会影响思维的因素。临床思维中最常见的错误和认知偏差(Graber et al.,2005;Kassirer et al.,2010)见知识框1-2和第三章。

> **知识框1-2　常见错误原因和认知偏差错误概述(Graber et al.,2005;Kassirer et al.,2010)**
>
> - 知识缺乏或知识错误
> - 数据收集和处理的遗漏或错误
> - 对疾病流行趋势的错误估计
> - 对检查结果的错误解释
> - 缺乏诊断验证
>
> **偏差(Balogh et al.,2015)**
>
> - 锚定偏差和过早下结论(早早做出结论,不做深入探究)
> - 情感偏差(判断基于情感,偏离理性)
> - 可用性偏差(侧重于近期接触的案例或常见案例)
> - 语境偏差(语境因素存在误导性)

总体来说,诊断错误在临床实践中是很常见的(McGlynn et al.,2015;Balogh et al.,2015),学生们对此做好进一步的准备,显得尤为重要(Lee et al.,2010)。在一项定性研究中,Audétat等人观察到住院医生存在以下五种典型的临床思维局限:①根据预先的假设进行数据收集;②过早得出结论;③优先考虑某些疾病;④对临床情况的了解不细致;⑤治疗方案过于复杂(Audétat et al.,2013)。该结果与知识框1-2中提到的临床常见错误同出一辙,与系统1思维和系统2思维都有关。认知偏差导致的错误很难通过教学培训加以纠正,知识储备不足一直是导致错误的最大原因(Norman et al.,2017)。大多数教育方法与临床工作环境有关,因此许多学者为临床思维教学量身定制了一些教学计划(Rencic,2011;Guerrasio et al.,2014;Posel et al.,2014),知识框1-3对此进行了简要概述。

> **知识框1-3　临床思维教学方法概述(Guerrasio et al.,2014;Rencic,2011;Posel et al.,2014;Chamberland et al.,2015;Balslev et al.,2015;Bowen,2006)**
>
> 让学生:
> - 尽可能记住案例。

知识框 1-3(续)

● 临床实践中,回想参照类似的案例。

● 利用解剖学、病理学和器官系统知识,结合语义限定词,例如年龄、性别、种族和主要症状等,建立鉴别诊断体系。

● 能够鉴别可能的诊断,以及不太可能但重要的诊断。

● 列出必要的病史和查体信息,判断这些信息是否支持相应的诊断,并对诊断进行对比。

● 运用流行病学、临床证据和贝叶斯推理等方法。

● 反复练习,寻求反馈,对反馈信息进行反思,在脑海中练习。

● 能够解释自己解决临床问题的思路。

● 在晨会,以口头或书面的形式报告患者信息,进行自由讨论。

● 认真倾听临床教师对临床思维的讲述。

● 经常使用语义限定词总结临床病例,归纳临床问题的特征表现。

临床教育工作者在教学生解决医学问题时,主要是要求他们进行病理生理学分析,也就是使用系统 2 思维。对于没有病例知识库的学生而言,这似乎是唯一有助于培养系统 1 思维的方法,但教师自己解决临床问题时,却不常采用这种方法。这种教学类似于"照我说的去做,而不是照我做的去做",部分原因是教师说不清楚自己是如何进行临床思维的。

在关于临床思维教学方法的一篇综述中,Schmidt 和 Mamede 总结出两种方法:一种是常见的序列线索法(教师向学生提供少量的患者信息,让他们逐步推理);另一种方法较为少见,就是一次性提供整个任务(或整个病例)所有信息的整体案例法。从文献中得出的结论是,大多数教师都不喜欢序列线索法,建议改用整体案例法(Schmidt et al.,2015)。虽然对整体案例法有一些认知理论的支持(Vandewaetere et al.,2014),但在临床教学中,却没有对其进行详细的描述。一个完整的病例,不能仅仅只关注诊断结果,过程也同样重要。即使把所有临床信息都一次性提供给学生,随后的临床思维过程也是一系列的连贯过程,虽然这个过程发生很快。

Schmidt 和 Mamede 建议先进行因果解释,接着做出病理生理学方面的概括,最后形成病例(Schmidt et al.,2015)。但这样做有可能导致生物医学知识的获取与临床培训分离,再次回归到 Flexner 课程模式。Flexner 提倡学生在开始治疗患者之前要有很强的生物医学背景(Flexner,1910),这种分离模式并不是目前公认的最有效的临床思维教育方法(Woods,2007;Chamberland et al.,2013)。

　　培养学生的临床思维能力是一项艰巨的任务。Schuwirth 曾经提出了一个问题："临床思维能力是可以传授的吗？还是只能自身习得？"（Schuwirth，2002）。Elstein 及其同事的研究显示，临床思维能力培训离不开知识储备（Elstein et al.，1978），如果没有医学知识的储备，就无法有效地培训学生解决临床问题的能力。解决临床问题时，实际使用的推理技巧解释起来很简单——倾听患者的意见、检查患者、得出结论，并确定如何解决问题。遇到复杂的病案时，做医疗决策过程中可能还需要了解贝叶斯概率计算法，了解检测的敏感性和特异性（Kassirer et al.，2010），但实际上，临床医生在临床上很少会使用这些复杂的方法。

　　如果学生不具备解剖学、病理生理学以及与疾病体征和症状方面的背景知识，以上建议也属枉然。在培训医学生像医生一样思考时，我们不能只要求学生看临床医生如何思考，然后模仿。原因有两点：一是临床医生通常无法很好地描述他们的思维过程，二是学生知识储备不足，无法像有经验的临床医生那样思考。

　　系统 1 思维的识别模式在临床医生的思维中占据主导地位（Norman et al.，2007）。低年级医学生的知识储备中没有类似的模式，他们不能"识别"，因此无法像医生一样思考。所以必须要付出大量的努力并具备丰富的经验建立病例库，并将其作为临床思维中参照的模式。Ericsson 的研究表明，要获得任何领域的专业知识，需要多达 10 000 小时的反复练习，但对这一观点仍有一些争议（Ericsson et al.，1993；Macnamara et al.，2014）。医学生必须实际观察病例，经过大量练习，构建并记住这些病例，才能形成系统 1 思维的识别模式。在课程规划中，可以尽量提供医学生在临床环境或模拟临床环境中接触患者的机会。当学生在临床情境中体会到责任感或认同感时，可以增强学生对临床知识的掌握（Koens et al.，2005；Koens，2005）。这种认同感可能与患者有关，也可能与同伴教学有关。

　　系统 2 思维是一种可以在早期课程中就开始训练的技能（Ploger，1988），这一技能可通过理解和记忆因果推理进行培养。例如，从病理学（肝脏的病毒感染）开始，接着看后续效应（阻止胆红素排出），最后以产生的症状（巩膜和皮肤上可见黄染，称为黄疸）结束。而推理过程可以包括更深入的生物化学或微生物学解释（它如何进行血红蛋白的化学降解？哪些病毒导致肝炎？患者是如何感染的？）。总的说来，这是一个基于系统的推理过程。临床医生必须进行反向思维，反向思维不仅仅是正向思维逻辑顺序的倒转，因为相同的症状和体征，致病原因可能不同（例如，同样是患者发生黄疸，但病因不同：可能为肝脏正常，但胆管阻塞；或肝脏和胆管正常，但因免疫反应红细胞大量破坏）。研究显示，分析性思维能力是可以训练出来的，而根据症状做出的诊断假设需要病理生理学机制的知识储备。系统 2 思维显然也需要知识储备,包括基础科学知识和病例储备。

为了克服以上问题,CBCR 强调同时使用两种方法:①在课程的早期开始构建病例,从简单的案例开始,逐步构建并记忆更复杂的案例;②培训系统的分析性思维习惯,从汇报患者的病情开始,以疾病诊断、疾病发病机制和治疗方案结束。

CBCR 方法总述

将这些原则应用于基础阶段的课堂教学时,CBCR 优于其他方法(Kim et al.,2006;Postma et al.,2015)。1992 年,阿姆斯特丹大学医学中心在新的本科医学教学计划中引入了 CBCR 教学法(ten Cate et al.,1993;ten Cate,1994,1995)。他们发现,虽然 6~8 周的多学科模块的综合医学课程已问世 10 年,但学生在进入临床实习之前,仍然无法像医生一样思考。值得注意的是,CBCR 强调以器官系统为基础,系统性地获取知识并形成知识库,然后定期采用小组教学模式,学习如何以患者为导向,应用所学的知识(ten Cate et al.,1993)。阿姆斯特丹大学的两所医学院和阿姆斯特丹自由大学自 20 世纪 80 年代后期便在 CBCR 课程开发方面开展合作,将 CBCR 纳入课程设置,主要在二年级、三年级和四年级实施。莱顿大学和鹿特丹的大学医学院对此修订后应用于教学中(ten Cate,1994,1995)。1997 年,乌得勒支大学医学院引入了 CBCR,稍作修改,并分别在 1999 年、2006 年和 2015 年对本科医学专业课程进行了重大调整,沿用至今(2017 年)。

总体而言,CBCR 是以小组模式训练临床思维。CBCR 课程由系列的小组活动组成,持续时间可能是一学期、一年或者几年。学生分成 10~12 人的固定小组,每 3~4 周见面一次,频率也可能更高。它独立于其他并行课程或模块,强调之前习得的知识的应用,而不是罗列临床或基础理论教学的相关病例。值得注意的是,提供案例时,不得提示学生具体的方向或诊断。例如,在心血管模块的案例中,学生就很容易推断出患者呼吸困难的诱发原因是心脏问题。

CBCR 案例一般都标注了年龄、性别、主诉或症状,包括患者在门诊就医时的案例简介。另外,在课程的后期,思维过程加快,两个症状相似但诊断不同的病例可以同时进行。案例的背景可以是全科医生办公室、急诊科、门诊部或入院处。案例简介以提问和任务模式推进(例如,根据目前的信息,第一个假设诊断是什么? 应该安排哪些辅助检查? 绘制一张表,将体征和症状与可能的假设诊断进行匹配和对比)。主持人(充当同伴教师的学生)在适当的时候,分发或大声朗读患者新的信息(如更多的问诊结果、新的查体结果或辅助检查结果)。一个完整的案例包括从最初的临床症状到治疗后随访的完整过程,但 CBCR 案例只强调一些重要的环节。同时,CBCR 案例还需适合学生学习该案例时所具备的病理生理学背景和基础科学知识(如解剖学、生物化学、细胞生物学、生理学)。

　　该课程由小组中的 3 名(有时是 2 名)学生引导,他们被称为同伴教师,所有学生在整个课程中轮流多次扮演同伴教师的角色。同伴教师提前掌握了更多患者信息,并根据收到的提示,在课程的适当时间发放新的信息。此外,还有一名临床医生在场。因为已经有详细的计划和案例描述,教师在整个 CBCR 教育中,只在需要指导或需要帮助时充当导师的角色。

　　学习材料包括总的学习指南,并解释课程要求、实施方法、考核流程等(详见第十章)。每节课的 CBCR 案例材料分为 3 个版本:①学生版;②同伴教师版(含额外的提示信息);③导师版(含完整案例)。所有学生都可以收到简化版的讲义资料,资料中包含诊断过程所需的新的临床信息。同伴教师可根据具体需要准备自制讲义。CBCR 病例的导师版包括以下内容:①所有问题的详细答案,确保不熟悉案例或者不熟悉本学科知识的临床医生能够进行指导;②同伴教师版中提供的所有建议和提示;③在课程中需要展示的患者的所有信息。示例见本书"附录"。

　　在课程结束时,考核学生对所有疾病的掌握程度,以及他们作为学生和同伴教师的参与程度(详见第七章)。

CBCR 教学的重要特征

　　本章前文总结了 CBCR 方法,本书第二部分也会给出详细的过程描述,以下将提供一些准则,帮助大家理解 CBCR 方法的一些基本原理。

以系统为导向的思维和以患者为导向的思维的转换

　　我们认为,基础阶段的学生必须同时学习以系统为导向的思维和以患者为导向的思维,并练习在两种思维模式之间进行转换(Eva et al.,2007)。从这个意义上说,我们的方法不同于完全没有临床思维培训的传统课程,也不同于完全依赖临床实践的课程(Mandin et al.,1995,1997)。

　　为了促进这两种思维模式的转换,必须规划好全年的 CBCR 课程,确保每次课都能把以前的系统知识都运用到临床中。重要的是,要认真准备和安排 CBCR 案例,使这些知识得以应用。为了训练鉴别诊断思维,案例需要运用不同课程的知识,有时不可避免地会涉及没有教授过的知识。针对这种情况,可以在案例讨论过程中提供额外的信息。通常会给同伴教师安排一次小讲课的任务,在案例的不同问题之间,总结和讲解相关的系统信息(最多 10 分钟),以进一步推动课程的进行。

认知负荷管理和病例开发

病例是疾病的思维呈现,包含三个部分(Custers et al.,1998;Charlin et al.,2007):①诱发疾病的因素;②实际病理情况;③病理对体征、症状和预期诊断结果的表现的影响。而很多研究人员(包括我们)认为,可以将疾病过程和管理作为第四个部分(de Vries et al.,2006),但前三个部分"易感条件""病变"和"疾病表现"是构成病例的主要元素(Feltovich et al.,1984)。病例以单元形式存储在长期记忆中,当患者就诊时,模式识别过程启动,同时激活长期记忆,并随后实例化(即立刻回忆起整个病例)。这个过程通常不是有意识的,而是自发发生的。病例具有因果特征,像电影脚本那样具有时间特性,使临床医生接下来能够迅速按照病案管理患者。因此,"病程和管理"自然可以被视为病例的一部分。

病例如何在临床思维中"发挥作用"? 公认的解释是,人类的工作记忆非常有限,一次不能处理超过 7 个单元或 7 个模块的信息(Miller,1956),甚至可能更少。临床医生无法同时处理所有独立的体征、症状、病史和体格检查结果,同时接纳以上信息将使他们的工作记忆容量超出负荷。但临床医生会将许多信息结合在一个单元中,标记为一类疾病(例如,病例"2 型糖尿病"结合了它的病因、病理、体征和症状、病程和标准治疗)。如有必要,可将这些单元进行拆分(图 1-1、图 1-2)。

要创建储存在长期记忆中的病例,学生必须学会将疾病视为一个信息单元。在 CBCR 的教学中,学生面对的是有易感条件(通常源于问诊)和疾病表现(体征和症状)的完整病例。尽管病例有固有的时间顺序,但从临床思维的角度来看,

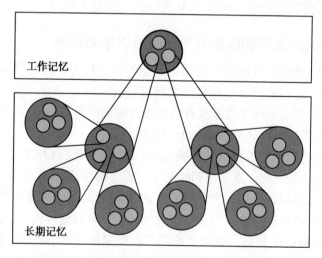

图 1-2　工作记忆中的模块在长期记忆中被分割成多个更小的模块(Young et al.,2014)

医生在得出结论前,观察患者的症状和体征、记录病史、进行查体和必要的辅助检查时,常用的时间顺序是:疾病表现→易感条件→病变和诊断→病程和管理。为了在长期记忆中建立病例单元,学生必须从简单的、容易记住的病例原型开始。CBCR 旨在为二年级医学生开发一些有限但稳定的案例。这个病例存储库虽然数量有限,但应该足以快速识别常见疾病的病因、症状和管理。如果他们在实践中遇到相似的患者,可以依照样例去处理。这种方法类似于 Bordage 的病例原型教学法(Bordage et al.,1984,2007)(详见第三章)。CBCR 课程的目的是强化学习,因此结束时对学生知识的考核侧重于课堂讨论过的案例,包括鉴别诊断。CBCR 的目的之一是提供基础案例,以便学生未来能够在此基础上增加其他病例,另一个目的是进一步开发新病例。我们认为,在医学课程的早期阶段处理不太复杂的完整案例,有助于医学院早期阶段的学生学会识别常见的疾病模式。

教学理念:通过口头交流与同伴教学,促进积极思维

CBCR 教学法的理念是,通过边想边说的模式来提高临床思维的学习。小组限制在 12 个学生以内,确保每个学生都积极参与讨论。因为在传统授课模式下,确实存在学生不参与讨论的风险。

学生充当同学的同伴教师。同伴教学是一种有理论支持并得以公认的教学方法(ten Cate et al.,2007;Topping,1996)。众所周知,与为了考试而学习的方式相比,在同龄人中扮演老师角色的方式更有成效,更能激发学生获取知识的能动性(Bargh et al.,1980)。"社会认知一致论"诠释了与教师交流相比,为什么学生更能够从与同龄人的交流中受益,能够更好地相互理解(Lockspeiser et al.,2008)。CBCR 中使用的同伴教学模式,是小组教学活动中实现所有学生都积极参与的一种极好的方式。使用同伴教师的另一个好处是,他们可以及时为 CBCR 组的同伴提供临床案例的相关信息,比如辅助检查的建议。

CBCR 具有 Kassirer 等人总结的大部分特征。"第一,临床信息是按照医生和患者接触过程中获得的时间顺序来呈现、分析和讨论的。第二,一次仅提供少量可参考的信息,而不是像传统案例演示那样,把一连串信息全部提供给学生。第三,提出的所有案例都应该包含真实、未删节的患者资料。应避免模拟案例或修改的实际案例,因为它们可能不能反映实际患者材料中本来存在的真实矛盾、错误线索、不适当的线索和模糊信息。第四,应仔细选择具有代表性的案例,涉及解决问题过程所需的认知概念"(Kassirer et al.,2010)。虽然我们认为在实习期间的高年级学生满足第三个条件,但典型的病案对实习前的医学生是更合适和有效的(Bordage,2007)。CBCR 方法也与临床思维教育的大多数建议相吻合(见知识框 1-3)。

本书第四章描述了医学生在临床情境中的思维的 6 个必备技能：①临床用语；②了解疾病的表现；③病例知识的储备；④对比学习法；⑤基于诊断假设驱动的问诊技能；⑥诊断验证的习惯。CBCR 方法可以帮助学生掌握这些必备技能。

CBCR 方法有效性的指标

CBCR 方法部分源于 PBL 和其他小组自主学习方法。自 20 世纪 70 年代以来，医学教育中运用了各种小组方法，代表性的有 PBL（Barrows et al.，1980）和基于团队的学习（team-based learning，TBL）（Michaelsen et al.，2008）。特别是 PBL，在 20 世纪 80 年代以后获得了极大的关注，这得益于其创始人 Howard Barrows 在加拿大麦克马斯特大学和荷兰马斯特里赫特大学开展的研究。尽管有大量的研究想要证实 PBL 教学有优势，总体结果却不如预期（Dolmans et al.，2013）。然而，一些更深入的研究表明，PBL 课程的组成部分还是有效果的。Dolmans 和 Gijbels 对 PBL 教学进行了研究和总结，"PBL 教学法有精心设计的问题，有恰当的专业知识和善于沟通的导师，采用小组主题讨论的形式，对学生的学习和成绩有较大的影响"（Dolmans et al.，2011），而 PBL 强调的这些因素也是 CBCR 方法具备的。

与其他培训临床思维方法相比，目前还没有专门的对照研究来确定 CBCR 课程的效果，但也有一些间接的证据证明其效果。此外，在 20 多年的课程中，该教学模式在临床医生和学生中都广受欢迎。Krupat 等人最近的研究表明，与 PBL 教学相比，基于患者案例的小组合作，并在适当时候依次发放患者信息的 CBCR 模式，可以使学生在生理学考试中分数更高，备受学生好评（Krupat et al.，2016）。20 年前荷兰 3 所学校的比较研究也间接证明了它的有效性（Schmidt et al.，1996）。在这项研究中，阿姆斯特丹大学医学院在二年级和三年级学生中进行了 CBCR 培训（ten Cate，1994）。虽然没有具体报告临床思维教育的效果，但 Schmidt 等人发现，参加这门课程的学生的诊断能力优于其他两门课程的学生。

CBCR 推动课程现代化

自 2005 年以来，一些国家的本科医学课程改革使用了 CBCR 方法（ten Cate et al.，2014）。事实证明，该方法在大量以授课为主的医学教育体系中非常有用，因为可以在几乎不干扰其他课程的情况下，将该方法应用于现有课程，是现代医学教育的范例（Harden et al.，1984）。该方法高度以学生为中心，以问题为基础，从而促进了知识的整合。当学校在实践中运用 CBCR 时，可以考虑 CBCR 的这些特征,使之可以更广泛地应用于基础医学课程。

(唐青青 译,张林 郭文 谢红 审)

参考文献

Audétat, M.-C., et al. (2013). Clinical reasoning difficulties: A taxonomy for clinical teachers. *Medical Teacher, 35*(3), e984–e989. Available at: http://www.ncbi.nlm.nih.gov/pubmed/23228082.

Balogh, E. P., Miller, B. T., & Ball, J. R. (2015). *Improving diagnosis in healthcare*. Washington, DC: The Institute of Medicine and the National Academies Press. Available at: http://www.nap.edu/catalog/21794/improving-diagnosis-in-health-care.

Balslev, T., et al. (2015). Combining bimodal presentation schemes and buzz groups improves clinical reasoning and learning at morning report. *Medical Teacher, 37*(8), 759–766. Available at: http://informahealthcare.com/doi/abs/10.3109/0142159X.2014.986445.

Bargh, J. A., & Schul, Y. (1980). On the cognitive benefits of teaching. *Journal of Educational Psychology, 72*(5), 593–604.

Barrows, H. S., & Tamblyn, R. M. (1980). *Problem-based learning. An approach to medical education*. New York: Springer.

Bordage, G. (2007). Prototypes and semantic qualifiers: From past to present. *Medical Education, 41*(12), 1117–1121.

Bordage, G., & Zacks, R. (1984). The structure of medical knowledge in the memories of medical students and general practitioners: Categories and prototypes. *Medical Education, 18*(11), 406–416.

Boshuizen, H., & Schmidt, H. (2000). The development of clinical reasoning expertise. In J. Higg & M. Jones (Eds.), *Clinical reasoning in the health professions* (pp. 15–22). Butterworth Heinemann: Oxford.

Bowen, J. L. (2006). Educational strategies to promote clinical diagnostic reasoning. *The New England Journal of Medicine, 355*(21), 2217–2225.

Chamberland, M., et al. (2013). Students' self-explanations while solving unfamiliar cases: The role of biomedical knowledge. *Medical Education, 47*(11), 1109–1116.

Chamberland, M., et al. (2015). Self-explanation in learning clinical reasoning: The added value of examples and prompts. *Medical Education, 49*, 193–202.

Charlin, B., et al. (2007). Scripts and clinical reasoning. *Medical Education, 41*(12), 1178–1184.

Croskerry, P. (2009). A universal model of diagnostic reasoning. *Academic Medicine: Journal of the Association of American Medical Colleges, 84*(8), 1022–1028.

Custers, E. J. F. M. (2013). Medical education and cognitive continuum theory: An alternative perspective on medical problem solving and clinical reasoning. *Academic Medicine, 88*(8), 1074–1080.

Custers, E. J. F. M., Boshuizen, H. P. A., & Schmidt, H. G. (1998). The role of illness scripts in the development of medical diagnostic expertise: Results from an interview study. *Cognition and Instruction, 14*(4), 367–398.

de Vries, A., Custers, E., & ten Cate, O. (2006). Teaching clinical reasoning and the development of illness scripts: Possibilities in medical education. [Dutch]. *Dutch Journal of Medical Education, 25*(1), 2–2.

Dolmans, D., & Gijbels, D. (2013). Research on problem-based learning: Future challenges. *Medical Education, 47*(2), 214–218. Available at: http://www.ncbi.nlm.nih.gov/pubmed/23323661. Accessed 26 May 2013.

Dolmans, D. H. J. M., & Wilkerson, L. (2011). Reflection on studies on the learning process in problem-based learning. *Advances in Health Sciences Education: Theory and Practice, 16*(4), 437–441. Available at: http://www.pubmedcentral.nih.gov/articlerender.fcgi?artid=3166125&tool=pmcentrez&rendertype=abstract. Accessed 11 Mar 2012.

Elstein, A. (1995). Clinical reasoning in medicine. In J. Higgs & M. Jones (Eds.), *Clinical reasoning in the health professions* (pp. 49–59). Oxford: Butterworth Heinemann.

Elstein, A. S., Shulman, L. S., & Sprafka, S. A. (1978). Medical problem solving. In *An analysis of clinical reasoning*. Cambridge, MA: Harvard University Press.

Ericsson, K. A., et al. (1993). The role of deliberate practice in the acquisition of expert performance. *Psychological Review, 100*(3), 363–406.

Eva, K. W. (2005). What every teacher needs to know about clinical reasoning. *Medical Education, 39*(1), 98–106.

Eva, K. W., et al. (2007). Teaching from the clinical reasoning literature: Combined reasoning strategies help novice diagnosticians overcome misleading information. *Medical Education, 41*(12), 1152–1158.

Feltovich, P., & Barrows, H. (1984). Issues of generality in medical problem solving. In H. G. Schmidt & M. L. de Voider (Eds.), *Tutorials in problem-based learning* (pp. 128–170). Assen: Van Gorcum.

Flexner, A., 1910. *Medical Education in the United States and Canada. A report to the Carnegie Foundation for the Advancement of Teaching*. Repr. ForgottenBooks. Boston: D.B. Updike, the Merrymount Press.

Graber, M. L., Franklin, N., & Gordon, R. (2005). Diagnostic error in internal medicine. *Archives of Internal Medicine, 165*(13), 1493–1499.

Guerrasio, J., & Aagaard, E. M. (2014). Methods and outcomes for the remediation of clinical reasoning. *Journal of General Internal Medicine*, 1607–1614.

Harden, R. M., Sowden, S., & Dunn, W. (1984). Educational strategies in curriculum development: The SPICES model. *Medical Education, 18*, 284–297.

Higgs, J., & Jones, M. (2000). In J. Higgs & M. Jones (Eds.), *Clinical reasoning in the health professions* (2nd ed.). Woburn: Butterworth-Heinemann.

Hruska, P., et al. (2015). Hemispheric activation differences in novice and expert clinicians during clinical decision making. *Advances in Health Sciences Education, 21*, 1–13.

Kahneman, D., & Klein, G. (2009). Conditions for intuitive expertise: A failure to disagree. *The American Psychologist, 64*(6), 515–526.

Kassirer, J. P. (2010). Teaching clinical reasoning: Case-based and coached. *Academic Medicine, 85*(7), 1118–1124.

Kassirer, J., Wong, J., & Kopelman, R. (2010). *Learning clinical reasoning* (2nd ed.). Baltimore: Lippincott Williams & Wilkins.

Kim, S., et al. (2006). A conceptual framework for developing teaching cases: A review and synthesis of the literature across disciplines. *Medical Education, 40*(9), 867–876.

Koens, F. (2005). *Vertical integration in medical education*. Doctoral dissertation, Utrecht University, Utrecht.

Koens, F., et al. (2005). Analysing the concept of context in medical education. *Medical Education, 39*(12), 1243–1249.

Krupat, E., et al. (2016). Assessing the effectiveness of case-based collaborative learning via randomized controlled trial. *Academic Medicine, 91*(5), 723–729.

Lee, A., et al. (2010). Using illness scripts to teach clinical reasoning skills to medical students. *Family Medicine, 42*(4), 255–261.

Lockspeiser, T. M., et al. (2008). Understanding the experience of being taught by peers: The value of social and cognitive congruence. *Advances in Health Sciences Education: Theory and Practice, 13*(3), 361–372.

Macnamara, B. N., Hambrick, D. Z., & Oswald, F. L. (2014). Deliberate practice and performance in music, games, sports, education, and professions: A meta-analysis. *Psychological Science, 24*(8), 1608–1618.

Mandin, H., et al. (1995). Developing a "clinical presentation" curriculum at the University of Calgary. *Academic Medicine, 70*(3), 186–193.

Mandin, H., et al. (1997). Helping students learn to think like experts when solving clinical problems. *Academic Medicine, 72*(3), 173–179.

McGlynn, E. A., McDonald, K. M., & Cassel, C. K. (2015). Measurement is essential for improving diagnosis and reducing diagnostic error. *JAMA, 314*, 1.

Michaelsen, L., et al. (2008). *Team-based learning for health professions education*. Sterling: Stylus Publishing, LLC.

Miller, G. A. (1956). The magical number seven, plus or minus two: Some limits on our capacity for processing information. *Psychological Review, 63*, 81–97.

Norman, G., Young, M., & Brooks, L. (2007). Non-analytical models of clinical reasoning: The role of experience. *Medical Education, 41*(12), 1140–1145.

Norman, G., et al. (2014). The etiology of diagnostic errors: A controlled trial of system 1 versus system 2 reasoning. *Academic Medicine: Journal of the Association of American Medical Colleges, 89*(2), 277–284.

Norman, G. R., et al. (2017). The causes of errors in clinical reasoning: Cognitive biases, knowledge deficits, and dual process thinking. *Academic Medicine, 92*(1), 23–30.

Pelaccia, T., et al. (2011). An analysis of clinical reasoning through a recent and comprehensive approach: The dual-process theory. *Medical Education Online, 16*, 1–9.

Ploger, D. (1988). Reasoning and the structure of knowledge in biochemistry. *Instructional Science, 17*(1988), 57–76.

Posel, N., Mcgee, J. B., & Fleiszer, D. M. (2014). Twelve tips to support the development of clinical reasoning skills using virtual patient cases. *Medical Teacher, 0*(0), 1–6.

Postma, T. C., & White, J. G. (2015). Developing clinical reasoning in the classroom – Analysis of the 4C/ID-model. *European Journal of Dental Education, 19*(2), 74–80.

Rencic, J. (2011). Twelve tips for teaching expertise in clinical reasoning. *Medical Teacher, 33*(11), 887–892. Available at: http://www.ncbi.nlm.nih.gov/pubmed/21711217. Accessed 1 Mar 2012.

Schmidt, H. (1983). Problem-based learning: Rationale and description. *Medical Education, 17*(1), 11–16.

Schmidt, H. G., & Mamede, S. (2015). How to improve the teaching of clinical reasoning: A narrative review and a proposal. *Medical Education, 49*(10), 961–973.

Schmidt, H., et al. (1996). The development of diagnostic competence: Comparison of a problem-based, and integrated and a conventional medical curriculum. *Academic Medicine, 71*(6), 658–664.

Schuwirth, L. (2002). Can clinical reasoning be taught or can it only be learned? *Medical Education, 36*(8), 695–696.

ten Cate, T. J. (1994). Training case-based clinical reasoning in small groups [Dutch]. *Nederlands Tijdschrift voor Geneeskunde, 138*, 1238–1243.

ten Cate, T. J. (1995). Teaching small groups [Dutch]. In J. Metz, A. Scherpbier, & C. Van der Vleuten (Eds.), *Medical education in practice* (pp. 45–57). Assen: Van Gorcum.

ten Cate, T. J., & Schadé, E. (1993). Workshops clinical decision-making. One year experience with small group case-based clinical reasoning education. In J. Metz, A. Scherpbier, & E. Houtkoop (Eds.), *Gezond Onderwijs 2 – proceedings of the second national conference on medical education [Dutch]* (pp. 215–222). Nijmegen: Universitair Publikatiebureau KUN.

ten Cate, O., & Durning, S. (2007). Dimensions and psychology of peer teaching in medical education. *Medical Teacher, 29*(6), 546–552.

ten Cate, O., Van Loon, M., & Simonia, G. (Eds.). (2014). *Modernizing medical education through case-based clinical reasoning* (1st ed.). Utrecht: University Medical Center Utrecht. with translations in Georgian, Ukrainian, Azeri and Spanish.

Topping, K. J. (1996). The effectiveness of peer tutoring in further and higher education: A typology and review of the literature. *Higher Education, 32,* 321–345.

Vandewaetere, M., et al. (2014). 4C/ID in medical education: How to design an educational program based on whole-task learning: AMEE guide no. 93. *Medical Teacher, 93,* 1–17.

Williams, R. G., et al. (2011). Tracking development of clinical reasoning ability across five medical schools using a progress test. *Academic Medicine: Journal of the Association of American Medical Colleges, 86*(9), 1148–1154.

Woods, N. N. (2007). Science is fundamental: The role of biomedical knowledge in clinical reasoning. *Medical Education, 41*(12), 1173–1177.

Young, J. Q., et al. (2014). Cognitive load theory: Implications for medical education: AMEE guide no. 86. *Medical Teacher, 36*(5), 371–384.

第二章
临床思维训练的历史与理论背景

Eugène J.F.M. Custers

在本章中,我们会尽量简洁地回顾临床思维教学的发展过程,并追溯"临床思维"概念的产生。不出意外的是,我们会发现早期临床思维的概念与现在很不一样。但是即便是在医学发展的最早期,教师也会指导学生掌握患者疾病的临床表现(主诉、体征、症状),并知晓如何运用这些知识尽可能地治疗患者。从 20 世纪 50 年代开始,临床思维本身成为了一个学科,临床教育工作者也不再局限于仅向学生展示和传授如何在临床实践中运用医学知识或临床技能,而开始研究如何高效地训练临床思维能力并构建各种理论与模型。

希波克拉底时代的临床思维

无论在什么时代,人们总在试图去理解患者主诉、症状与疾病背后的意义。从这个角度来说,临床思维的诞生似乎可以追溯到人类诞生的时候。在希波克拉底时代之前,人们往往认为疾病暗含神秘的外来信息,而仅有一些特殊人士才能接触到这些信息并解读其含义,故而患者往往会依赖他们来治病。据我们所知,希波克拉底(公元前 460 年—公元前 370 年)是第一个承认疾病自然本质的人,也就是说,承认疾病本身是疾病,而不是某种神性力量。他将疾病解释为四种体液的失衡,包括黄胆汁、黑胆汁、血液与黏液。后来,盖伦(131—216)进一步论证了希波克拉底提出的"体液学说"。虽然这一学说没有坚实的实证基础,它仍然具有很高的可信度,并在长达两千年的历史中几乎没有发生改变。而谈及治疗,人们相信自然本身便具有治愈的能力,故而治疗措施旨在支持与发挥自然本身的力量。几乎可以肯定地说,希波克拉底与盖伦对临床思维的最大贡献在于他们强调要仔细观察并记录患者所有可见的症状与主诉,包括患者的体液与分泌液、环境因素、饮食与起居习惯。希波克拉底的大部分实践知识成为了后世的名言警句,它们大部分都是"如果……则……"的格式。这些经验法则,或者说启发式言论[译者注:启发式(heuristic)指的是一种心理捷径,它可以帮助人们快

17

速有效地做出判断。在一般情况下,启发式是高效且有用的,但是在某些场合下它也有可能导致认知偏差],可视为临床思维发展的雏形。大部分希波克拉底格言都是关于疾病的治疗或病程的预测,也有一些是关于疾病的诊断(例如,如果患者的尿液中出现砂砾样物质,则可能存在膀胱或肾结石)。这些格言大部分是基于临床经验,而不是由"体液理论"逻辑推理得到的。事实上,直到19世纪中后期,即人们开始有方法能够探究人体内在的生理机制之前,疾病理论与临床实践一直是脱节的。即便在当下,格言似的启发式思考方式在疾病诊断过程中仍然起着关键作用(例如,"如果有症状A,则考虑疾病Y"),不同之处在于,这些结论背后目前已经有了生物医学与病理生理学机制的支持(Becker et al.,1961;Mangrulkar et al.,2002;Sanders,2009)。

床旁教学与患者示范

17世纪中后期之前,医学还只是一个纯理论的概念。那个时候,推理虽然起着重要作用,但几乎只是作为逻辑观点构建或争辩的工具,对疾病诊断或治疗方案制订用处不大。1543年,意大利医生Batista de Monte引入一种更接近于实践的床旁教学,迈出了临床思维教学的第一步。但关于他具体教学方式的记载少之又少,而他的继承人也没有延续这种教学方式。1636年荷兰乌得勒支的Willem van der Straaten医生、1638年莱顿的Jan Van Heurne医生也尝试过引入床旁教学,但也以失败告终。相较于他们,莱顿大学的Herman Boerhaave医生(1668—1738)在床旁教学方面稍显成功,他所构建的学习模型也在爱丁堡与维也纳得到了传承,并逐渐扩散到欧洲以及北美其他地方。然而,即便是在Boerhaave工作的地方,床旁教学这一模式也比较边缘化,主要原因是缺乏合适的教学患者。此外,Boerhaave的床旁教学实际上是一场精心编排的患者示教,而不是教导临床思维的过程。Boerhaave的出发点是使学生能够将从书本中和课堂上学到的理论知识(即希波克拉底与盖伦理论进阶版)与临床经验相整合(Risse,1989)。

1766年,Thomas Bond医生在宾夕法尼亚大学医学院(美国第一所医学院)开设了"临床见习导论"课程,这是临床思维教学发展的标志性事件。Bond可能是第一个可以接触到很多住院患者的教师(Flexner,1910),也可能是第一个为临床思维体系引入实证基础(在此之前,理论上是没有的)的教师。也就是说,与Boerhaave的做法不同,Bond对患者提出的临床推论可能会与尸检时候的实证发现不一样。如果一位患者去世了,Bond会去预测和推理其相应的尸检结果,而不是仅仅展示实际的尸检发现。他也非常清楚他的推论不一定正确:"⋯⋯如果他(教师)(在尸检时)发现一些之前没有预料到或与他之前预测相悖的情况,他会立即承认自己的错误,并提出其他可以做出更准确预测的方法,以造福后人"(Bridenbaugh,1947)。就这样,Bond用实证反向检验临床思维,并允许其被证伪,开启了一扇可以真正提高临床思维的大门,并且这一验证过程也促进了人们更好地理解现有的病理结果与疾病之间的关系,从而为提高疾病治疗水平提供了可能。

威廉·奥斯勒与鉴别诊断

19世纪早期开始,人们很快舍弃了希波克拉底-盖伦医学理论,转而支持现代医学科学。现代医学认为,疾病是由于正常生理过程(或正常结构)的失常,而不是一些仅存在于想象中的物质稳态的紊乱。同时,新的诊断方法与工具(例如触诊、叩诊与听诊)不断出现,医生可以无创地观察患者身体内部,并区分正常结构、功能与其病理状态下的改变。临床医生的任务也从准确描述患者的症状逐渐转变为在获知间接信息的基础上推理患者的病理生理学或病理学改变。疾病的定义不再仅仅是患者的表现(主诉、体征与症状),人们开始接受不同的疾病可能会出现相似的症状。这也促进了鉴别诊断这一概念的诞生。威廉·奥斯勒(William Osler,1849—1919)不仅仅是北美临床医学的奠基人,也被认为是"鉴别诊断"方法的创始人(Maude,2014)。鉴别诊断要求医生针对特定的症状思考不同的可能病因,是系统性解决临床问题的必需步骤。

亚伯拉罕·弗莱克斯纳与临床医学的科学属性

亚伯拉罕·弗莱克斯纳(Abraham Flexner,1865—1959)是美国医学教育的改革者,是第一位就临床医学的教学提出了比较系统、完整观点的人。他将临床医学教学划分为以下三种形式:①指导学生观察单个患者的整个疾病过程;②教师演示病例;③教师阐释疾病发病机制(Flexner,1925)。弗莱克斯纳非常支持让学生近距离积极与患者互动(Bonner,2002)。最重要的是,弗莱克斯纳将教学医院类比于基础科学领域的实验室,尽管前者在科学严谨性上稍显不足(Ludmere,1985)。在他看来,既然科研方法可以成功推动生理学、病理学与生物化学的发展,也就可以被借鉴到床旁教学中来。他认为"临床医学教学的原理与实验科学教学的原理并无差异",临床医生思考的过程和科学家思考的过程从本质上来说是一样的(Flexner,1925)。弗莱克斯纳坚信,即便是最好的示范教学,也不如学生自己动手做的一个哪怕是很笨拙或失败的实验更有教育意义(Flexner,1912)。在弗莱克斯纳所处的时代,医学界对他的观点褒贬不一。理论上,大部分医生与教师赞同他的观点,即科学研究的方法可以帮助解决诊断问题(Becker et al.,1961);但在更具体的层面上,弗莱克斯纳的一些观点很难被接受,例如"机智的猜测""对碎片化信息的不确定解读",以及言辞之中戏谑描述的"仅仅基于医生的权威与个性,外加一点点猜想而做的即兴治疗"(Miller,1966)。与科学家不一样的是,临床医生不能无限期地推迟对患者的诊断,无法持续不断地收集更多证据直到可以做出肯定的诊断。因此,虽然经过恰当的培训,学生就可以完成科研工作,但弗莱克斯纳所推崇的这种科研过程并不能被直接用来解决临床问题。

半个世纪以后,弗莱克斯纳这种将科研方法用于临床思维教学方面的主张仍然没有得到很好的推广。另一方面,Becker 等人(1961)观察到临床教学是随意且偶然的,这种教学大部分都以住院医生向学生分享一些碎片化知识的形式展开,例如操作步骤、宝贵经验、注意事项,以及一些住院医生认为会对学生进入临床实践后比较有用的知识(当然,这些也是学生最想要知道的)(Becker et al.,1961)。Becker 等人(1961)注意到,当学生提出一个"非常合乎逻辑的"问题时,上级临床医生在回答时会用"根据我的临床经验"来开头,而很少会用"从逻辑上讲"这样的词语开头(Becker et al.,1961)。换句话说,信仰、权威以及经验在临床上仍然是主流,且看上去很合理并广为接纳。虽然 Becker 等人观察到的现象仅来自单个医学院,但在 20 世纪 50—60 年代,其他医学院似乎也是如此。例如,西储大学曾就新版医学课程计划开展了深入讨论,其中临床科学被定义为"观察患者并与之协作"(Williams,1980),但却并未给出关于如何解决临床问题的具体细节。后来,Elstein 等人(1972)开展了一个关于"如何解决医学问题"的研究项目,旨在探索经验丰富的医生是如何解决诊断性问题的。这也从侧面反映了当时的人们甚至不知道临床医生是如何解决临床问题的,遑论他们如何比较系统地完成临床教学了。

早期诊断工具,计算机辅助教学与患者管理问题

如果临床思维的精妙之处不可教授,临床思维的科学性无法应用,那还有什么方法可以用来传授临床思维呢? 20 世纪 50 年代,一种新的方法出现,即将诊断学作为一种应用技术(Balla,1985)。诊断学的出现得益于两种相互关联的技术的发展:首先,新兴数学与统计学技术开始应用于医学诊断;其次,电子计算机的发展为数学、统计学以及其他分析方法与工具在解决临床问题方面的应用提供了可能。1954 年,Firmin Nash 展示了一种类似计算尺的装置——"疾病鉴诊器(logoscope)",该装置可以通过操作可移动的纵列对任何一组定性的

临床表现进行鉴别诊断(译者注:鉴诊器的最右侧纵列固定标有 336 种疾病,另配有 82 块代表各种临床症状和体征的长条形塑料模块,按照一定规则操作可以帮助医生根据临床表现鉴别所怀疑的几种疾病,指导进一步的诊断)(Nash,1954,1960)。疾病鉴诊器的核心是一种疾病表现矩阵,其中的列表示疾病的类型,行表示体征、症状或实验室检查结果(Jacquez,1964)。疾病鉴诊器是首个帮助诊断学家收集完成特定患者的临床资料后,集中思考相关疾病诊断假设的机械性工具。到了 20 世纪 60 年代,第一个旨在指导学生解决临床问题的数字计算机程序应运而生。由于当时计算机普及性受限,人机交互能力受限,这些程序只能作为实验系统,无法成为真正的教学工具。在这个过程中,临床医生与计算机程序师共同协作,预想临床问题解决者(也就是学生)会采取的每一个可能步骤以及计算机应该给出的每一个反馈。"分支编程"帮助实现了操作上的灵活性,即学生从一个词汇表(也就是"菜单"的前身)选择想要提的问题以及建议采取的行动或诊断,计算机则相应给出合适的"事先预制"的反应。一些程序甚至还可以让教师来设计"教学策略",用以指导学生解决临床问题(Feurzeig et al.,1964)。这样的程序理论上可以识别可预见的错误路径,并为操作者提供更合理的替代方案。早期的计算机辅助教学(computer assisted instruction,CAI)是类似的更为高级的程序,可以用它来创建病例,也就是对于一个给定的诊断,计算机可以基于统计学的结果,反馈包括症状在内的临床发现,来描述这个病例中的"患者"(McGuire,1963)。然而,这些程序作为一种教学工具,也只能提供一些特征病例的建议,也因此只能被用做诊断训练的工具(Feurzeig et al.,1964)。也就是说,它们并不包含一个可用于解决不同临床疾病问题的一般方法。

"患者管理问题"(patient management problem,PMP)是一种概念与上述方法相似,但更加以纸笔记录为基础的方法。它最初用于临床评估,但在一定程度上也可用于教学场景(McCarthy et al.,1967;McGuire,1963)。这一方法旨在模拟临床医生实践中具有代表性的临床情境。与早期的 CAI 系统一样,PMP 也用了分支编程的方法,也就是说,学生或者临床医生可以从备选操作库中选取想要进行的操作,而一旦选定操作后,就会得到反馈。在实际应用中,学生必须擦除所选定的操作上覆盖的不透明涂层,才可以看到相应的反馈(例如实验室检查结果)。把该程序用于教学时,可以改编 PMP 给出的反馈,例如请学生解释为什么这个操作是不够的,或者请学生提供参考文献作为支持。从当时盛行的行动主义观点来看,这种反馈是即时的,不需要教师从旁指导,这是这种方法最重要的一个优点(McCarthy et al.,1967)。当然,由于 PMP 欠缺解决临床问题时必需的灵活性,最终仍然被弃用了。

人工智能与基于问题的学习

人工智能（artificial intelligence, AI）是以灵活性以及适用性为特点的计算机程序。AI 并不依赖于提前编好的程序或固定的解决问题的途径，而是可以适应更为广泛地用户输入并给予相应的回应，包括反馈以及进一步操作的建议。当AI 应用于比较复杂、知识性比较强的领域，例如医学，它被称为专家系统；当 AI 应用于教学领域时，它被称为智能导师系统（intelligent tutoring system, ITS）。这些程序的基础都相同，即将一系列简单操作（即程序）运用于简单的内容（简而言之，包含数字与字母的符号阵列）。通过汇编多个简单的操作，用于多个简单的内容，融合复杂的操作过程与复杂的知识体系。对于临床医学而言，AI 指的是自动诊断系统，该系统结合了疾病知识和诊断过程两者的特性（Clancey, 1984）。20 世纪 80 年代是这种 AI 的全盛时期，它见证了多个诊断系统的诞生，其中 INTERNIST（Miller et al., 1982）与 MYCIN（Clancey, 1983）名气最大。GUIDON-MANAGE（Rodolitz et al., 1989）则是专门为帮助医学生学习诊断思维而开发的，可能也是智能教学系统运用于医学诊断中最典型的代表。

实际上，AI 大量运用了人类解决问题时的思考方法，而这些思考方法又是从早期编程机器的特点中提取的，即一些先于 AI 几十年出现的技术（Feigenbaum et al., 1963；Newell et al., 1972）。在 20 世纪 60 年代，解决临床问题方法的理论性论著已经公开发表（Gorry et al., 1968；Kleinmuntz, 1965, 1968；Overall et al., 1961；Wortman, 1972, 1966）。从教育学的观点来看，这似乎是一种比较理想的方法：因为如果可以在独立于临床知识的情况下，建立解决临床问题的一般方法或者途径（Jacquez, 1964），那么这种临床诊断的方法就可以被直接教授并应用，而不受限于具体的问题（Gorry, 1970）。与这种模式直接相关联的教学方法就是基于问题的学习（PBL）（Barrows, 1983；Barrows et al., 1980；Neufeld et al., 1974）。位于加拿大汉密尔顿的麦克马斯特大学是 PBL 的发源地，在他们的教学理念中，医学课程的一个明确目的是使学生成为可以解决临床问题的医生，而不仅仅是熟悉医学知识的专家。与 Gorry（1970）相似，Barrows（1983）也相信解决问题的途径或者技术是可以直接教授的。然而，如今的 PBL 被作为融合基础科学与临床知识的教学方法（Schmidt, 1983, 1993），对临床思维教学并无直接的益处，这与当时人们对它的预期截然不同。这种变化到底是如何发生的呢？我们曾经认为可以找到一个清楚、明晰的方法来解决临床与诊断问题，但 Elstein 等人（1978）所观察的结果给了这一想法致命一击。他们通过大量的研究发现，专家与新手在解决这些问题时候的方法不太一样。虽然专家与新手在疾病诊断初期思考方式比较相似，比如他们均会提出一些关于诊断的猜想并不断收集证据去证实（或推翻）这些猜想。但专家在早期即会给出比较可靠、正确的猜想（Hobus et al.，1987；Neufeld et al.，1981）。而专家这种较强的临床诊断能力应该是源于他们多年的经验积累所构建的医学知识体系，而非方法学的差异。Elstein 提到，"其实并没有可以加快解决临床问题、临床判断或决策方面的正式理论这一进程"（Elstein，1995）。Elstein 等人（1978）还发现，专家具备高度的以病例为导向的诊断能力，这提示我们，让学生直接接触大量的临床问题，可能是唯一可行的教导临床思维的方法。

医学问题解决范式后时代（1978）：临床思维教学的作用到底是什么？

如今，大部分研究者与临床教学工作者将临床问题解决方法归纳为以下两类：一类为基于模式识别或"纯粹的归纳"，另一类被称作"假设生成和检验"（Gale，1982；Norman，2005；Patel et al.，1993）。事实上，前者也可以被认为是后者的一种特殊情况，即医生有足够信心在不需要进一步检查的情况下，（可能无意识地）迅速否定其他所有假设后确定患者的临床情况。虽然这种方法被一些专家，比如 McCormick（1986），誉为"临床诊断的主流方法"，但这种可以迅速识别多种疾病的能力依赖于医生非常丰富的经验积累，并非通过推理演绎可以实现，也就无法通过直接的教学来实现（Elstein，1995）。因此，假设检验也就成了比较受推崇的解决诊断问题的方法（Barrows et al.，1987）。但是，假设检验本身是一种普适性的解决问题的方法，如何将它个性化并用于解决切实的临床问题还需要进一步探索（Blois，1984）。因此，人们开始寻找一些替代途径，例如 Blois 认为，当临床医生无法达成模式识别，通常会回转到因果推理方式，希望找到疾病的特定表现与患者的生理或病理学情况（Blois，1984；Edwards et al.，2009）或"已知病理情况"（Ploger，1988）之间的关联。因为这种因果推理充斥着一些不确定性，即因果序列的一些步骤不是观察出来的，而是推论出来的，故最终解决的也只是鉴别诊断，而不是真正的诊断。一些作者也怀疑是否真的能培养出学生对临床病例进行鉴别诊断的能力（Papa et al.，2007）。在 Elstein（1995）、Kassirer 和 Kopelman（Kassirer et al.，2010）看来，鉴别诊断甚至没有一个统一的定义。也有一种说法是将一些单独发现的某些共性归纳为一个整体，例如，他们都可能有相同的病因，或者都是一种已知的综合征的临床表现。Eddy 与 Clanton（1982）提出了一种诊断方法，即一开始将比较分散的基本发现先归纳为不同的组别，即"整合发现"。然后，根据最重要的整合发现列出鉴别诊断（即可能诊断的列表），这一鉴别诊断也被称为"支点"。接着，病例中所有的其他无法被归纳的基础发现被逐一检查并确认是否符合除支点以外的鉴别诊断,如果符合,那么这个过程即是对整个病例的鉴别诊断,如果不符合,那么会再换一个支点重新进行整个过程,直到找到为止。最终,鉴别诊断的内容可以根据可能性的大小进行排序。在给定的信息前提下,这可能是能得到的最佳答案。这种方法的优势在于,根据一个选定的临床表现集合进行鉴别诊断可能比直接对整个病例进行鉴别诊断容易,尤其是对于那种体征、症状以及其他临床表现都纷繁复杂的病例。

Evans 和 Gadd 提出了一个与上述方法相似但层次感更强的诊断方法(Evans et al.,1989)。这种方法包含 6 个层次,从"浅显"(仅包含一些原始的、未解读的临床发现),到"巨细无遗",即不仅包含诊断,也包括疾病预防以及患者的医疗、社会与精神护理等方面的内容。Evans 和 Gadd 的诊断方法中有个叫"立面"的概念,类似于 Eddy 和 Clanton(1982)理论中的"支点"。"立面"被定义为具有一定诊断价值的一组临床表现的合集,与患者疾病的病理生理学改变有一定联系。"贫血"就是一个很好的例子。Evans 和 Gadd 比 Eddy 和 Clanton 更强调病理生理学分析,但在如何建立鉴别诊断方面却没有给出很清晰的解释。临床问题分析(clinical problem analysis,CPA)(Custers et al.,2000)是另一种与前述两种方法比较相似的方法。CPA 是建立在 Weed(1968)提出的"以问题为导向的医疗记录"基础上的,定义"患者问题"为病例中任何可以提出鉴别诊断或需要进一步治疗、诊断的点,这与"支点"和"立面"相似,但是其本质更偏于临床实践。因为患者的问题一般都是清楚与确定的,所以该方法的不确定性在于鉴别诊断。也因此,患者的问题描述一般不适合用含可能性的词汇,比如,"可能是 X 部位不舒服"或者"怀疑是 Y 部位有问题"。如果同一患者的两处临床发现不能被确定地归纳为一个问题,它们就应该被视为不同的问题,单独进行分析。CPA 的优点在于避免了"不成熟的结论"(即在提出早期猜想后停止考虑其他可能性)(Graber et al.,2005),缺点是可能导致"不完全整合"问题(即诊断医生没能很好地总结所有临床发现,可能延缓诊断过程)(Voytovich et al.,1986)。但是,对于尚在接受培训的临床医生而言,诊断过程的延缓本身也是可接受的,因此将 CPA 应用于临床教学应该是可行的。

关于临床思维教学的一些总体建议

医学教育工作者目前认为,诊断学家不可能依靠某一种临床思维方法解决所有的诊断问题。但这不意味着我们的教学只能"在一系列相似问题上重复实践(Elstein et al.,1978)",也不能"仅仅观摩其他人的临床活动(Kassirer et al.,1991)"。

那么还能做什么呢？我们的建议是,如果临床思维既不能作为一个"纯粹"的过程来教授,也不能直接作为一项技能来教授,那么,基于案例的方式可能就是介于两者之间的合适的教学方法。有效的基于案例的教学还有什么特征呢？首先,我们必须认真思考并重视"思维"这个词。具体而言,教师或导师需要避免过度强调结果,或者说"正确"的诊断,因为过度强调结果可能会导致学生形成一些不好的习惯,比如猜测或者略过思考过程直接下结论。此外,教学应该分步骤进行,教师也应该多提出一些假设性的问题或者追问学生是否对某一发现有合理的解释,例如"如果……,那么应该怎么办？""你还能想到其他的可能性吗？""你可以解释这个吗？"等。同时,这种教学过程的参与者(老师与学生)都应该明白,鉴别诊断本身就可以作为这样一种思维过程的结果,尤其是当鉴别诊断提出的可能性诊断会分别涉及不同的临床决策(诊断或治疗)时。目前,初学者常用的思考范式是从以下8种类型来考虑病因:先天、创伤、免疫、肿瘤、代谢、感染、中毒以及血管源性。有部分证据显示这种范式可以帮助解决问题(Brawer et al.,1988),但其他系统性的思考范式也适用于初学者(Fulop,1985)。同时,每次临床思维课程开始之前,必须让学生明确这门课程的目的与预期,教学才有效率(Edwards et al.,2009)。由一位临床导师主导一个小组讨论可能是最好的形式;在高年级阶段,可以请学生准备和汇报病例。授课过程中,导师应鼓励学生积极参与并做好笔记(威廉·奥斯勒也强调过这一点的重要性)。为了避免"回顾性偏差"(也就是老师在已经知道结论的情况下去教导学生),教师或者导师最好不熟悉这个病例,但可以拿到和学生同等详尽的病例信息(Kassirer,2010;Kassirer et al.,1991)。部分学者不同意该方法,认为这只是一种临床问题解决方法的降级模式,而且是刻意为之,因为临床思维本身对医生要求很高,是需要投入很多认知的推理过程(Qiao et al.,2014;Young et al.,2014);也正是因为这个原因,这一方法缺乏在真实的临床环境接诊真实患者的实用性。毕竟,真实患者可能会带给学习者一些额外的压力,导致这种方法的核心目的(即学习)难以实现(van Merriënboer et al.,2010)。另外,在临床思维培训课程中,学生会学习到如何处理病例报告或病例记录,这也是一种很难在实际环境中训练的临床实践能力。总之,低年级医学生的临床思维培训教学应该是一个循序渐进的过程,应该强调形成一个合适且全面的鉴别诊断思维,如此才能达到最佳效果。

(刁凯悦 译,范旸 卿平 谢红 审)

参考文献

Balla, J. (1985). *The diagnostic process. A model for clinical teachers*. Cambridge, UK: Cambridge

University Press.

Barrows, H. S. (1983). Problem-based, self-directed learning. *JAMA: The Journal of the American Medical Association, 250*(22), 3077. http://doi.org/10.1001/jama.1983.03340220045031.

Barrows, H. S., & Feltovich, P. J. (1987). The clinical reasoning process. *Medical Education, 21*(2), 86–91. http://doi.org/10.1111/j.1365-2923.1987.tb00671.x.

Barrows, H. S., & Tamblyn, R. M. (1980). *Problem-based learning. An approach to medical education*. New York: Springer.

Becker, H., Geer, B., Huges, E., & Strauss, A. (1961). *Boys in white. Student culture in medical school*. Chicago: University of Chicago Press.

Blois, M. (1984). *Information and medicine: The nature of medical descriptions*. Berkeley: University of California Press.

Bonner, T. N. (2002). *Iconoclast. Abraham Flexner and a life in learning*. Baltimore: Johns Hopkins University Press.

Brawer, M., Witzke, D., Fuchs, M., & Fulginiti, J. (1988). A schema for teaching differential diagnosis. *Proceedings of the Annual Conference of Research in Medical Education, 27*, 162–166.

Bridenbaugh, C. (1947). Dr Thomas Bond's essay on the utility of clinical lectures. *Journal of the History of Medinice and the Allied Sciences, 2*(1), 10–19.

Clancey, W. J. (1983). The epistemology of a rule-based expert system—A framework for explanation. *Artificial Intelligence, 20*(3), 215–251. http://doi.org/10.1016/0004-3702(83)90008-5.

Clancey, W. (1984). Methodology for building an intelligent tutoring system. In W. Kintsch, J. Miller, & P. Polson (Eds.), *Method and tactics in cognitive science* (pp. 51–83). Hillsdale: Lawrence Erlbaum Associates.

Custers, E. J., Stuyt, P. M., & De Vries Robbé, P. F. (2000). Clinical problem analysis (CPA): A systematic approach to teaching complex medical problem solving. *Academic Medicine, 75*(3), 291–297.

Eddy, D., & Clanton, C. (1982). The art of diagnosis: Solving the clinicopathological exercise. *New England Journal of Medicine, 306*(21), 1263–1268.

Edwards, J. C., Brannan, J. R., Burgess, L., Plauche, W. C., & Marier, R. L. (2009). Case presentation format and clinical reasoning: A strategy for teaching medical students. *Medical Teacher, 9*, 285.

Elstein, A. (1995). Clinical reasoning in medicine. In J. Higgs & M. Jones (Eds.), *Clinical reasoning in the health professions* (pp. 49–59). Oxford: Butterworth Heinemann.

Elstein, A., Kagan, N., Shulman, L., Jason, H., & Loupe, M. (1972). Methods and theory in the study of medical inquiry. *Journal of Medical Education, 47*, 85–92.

Elstein, A. S., Shulman, L. S., & Sprafka, S. A. (1978). *Medical problem solving. An analysis of clinical reasoning*. Cambridge, MA: Harvard University Press.

Evans, D., & Gadd, C. (1989). Managing coherence and context in medical problem-solving discourse. In D. Evans & V. L. Patel (Eds.), *Cognitive science in medicine: biomedical modelling* (pp. 211–255). Cambridge, MA: The MIT press.

Feigenbaum, E., & Feldman, J. (1963). *Computers and thought: A collection of articles*. New York: McGraw-Hill.

Feurzeig, W., Munter, P., Swets, J., & Breen, M. (1964). Computer-aided teaching in medical diagnosis. *Journal of Medical Education, 39*(8), 746–754.

Flexner, A. (1910). Medical education in the United States and Canada. A report to the Carnegie Foundation for the Advancement of Teaching. In ForgottenBooks (Ed.)., 2012 Repr. Boston: D.B. Updike, the Merrymount Press.

Flexner, A. (1912). *Medical education in Europe. A report to the Carnegie Foundation for the Advancement of Teaching, Bulletin #6*. New York: USA: The Carnegie Foundation.

Flexner, A. (1925). *Medical education. A comparative study*. New York: The MacMillan Company.

Fulop, M. (1985). Teaching differential diagnosis to beginning clinical students. *The American*

Journal of Medicine, 79(6), 745–749. http://doi.org/10.1016/0002-9343(85)90526-1.

Gale, J. (1982). Some cognitive components of the diagnostic thinking process. *British Journal of Psychology, 52*(1), 64–76.

Gorry, G. (1970). Modeling the diagnostic process. *Journal of Medical Education, 45*(5), 293–302.

Gorry, G. A., & Barnett, G. O. (1968). Experience with a model of sequential diagnosis. *Computers and Biomedical Research, 1*(5), 490–507. http://doi.org/10.1016/0010-4809(68)90016-5.

Graber, M. L., Franklin, N., & Gordon, R. (2005). Diagnostic error in internal medicine. *Archives of Internal Medicine, 165*(13), 1493–1499. http://doi.org/10.1001/archinte.165.13.1493.

Hobus, P. P. M., Schmidt, H. G., Boshuizen, H. P. A., & Patel, V. L. (1987). Contextual factors in the activation of first diagnostic hypotheses: Expert-novice differences. *Medical Education, 21*(6), 471–476. http://doi.org/10.1111/j.1365-2923.1987.tb01405.x.

Jacquez, J. (1964). The diagnostic process: Problems and perspectives. In J. Jacquez (Ed.), *The diagnostic process* (pp. 23–37). Ann Arbor: University of Michigan Medical School.

Kassirer, J. P. (2010). Teaching clinical reasoning: Case-based and coached. *Academic Medicine, 85*(7), 1118–1124.

Kassirer, J., & Kopelman, R. (1991). *Learning clinical reasoning*. Baltimore: Lippincott Williams & Wilkins.

Kleinmuntz, B. (1965). Diagnostic problem solving by computer. *Japanese Psychological Research, 7*(4), 189–194. http://doi.org/10.4992/psycholres1954.7.189.

Kleinmuntz, B. (1968). The processing of clinical information by man and machine. In B. Kleinmuntz (Ed.), *Formal representation of human judgment*. New York: Wiley.

Ludmerer, K. M. (1985). *Learning to heal. The development of American medical education*. New York: Basic Books.

Mangrulkar, R. S., Saint, S., Chu, S., & Tierney, L. M. (2002). What is the role of the clinical "pearl"? *The American Journal of Medicine, 113*(7), 617–624. http://doi.org/10.1016/S0002-9343(02)01353-0.

Maude, J. (2014). Differential diagnosis: The key to reducing diagnosis error, measuring diagnosis and a mechanism to reduce healthcare costs. *Diagnosis, 1*(1), 107–109. http://doi.org/10.1515/dx-2013-0009.

McCarthy, W. H., & Gonella, J. S. (1967). The simulated patient management problem: A technique for evaluating and teaching clinical competence. *British Journal of Medical Education, 1*(5), 348–352. http://doi.org/10.1111/j.1365-2923.1967.tb01730.x.

McCormick, J. (1986). Diagnosis: The need for demystification. *The Lancet, 328*(8521), 1434–1435.

McGuire, C. (1963). A process approach to the construction and analysis of medical examinations. *Journal of Medical Education, 38*, 556–563.

van Merriënboer, J. J. G., & Sweller, J. (2010). Cognitive load theory in health professional education: Design principles and strategies. *Medical Education, 44*(1), 85–93. http://doi.org/10.1111/j.1365-2923.2009.03498.x.

Miller, H. (1966). Fifty years after flexner. *The Lancet, 288*(7465), 647–654. http://doi.org/10.1016/S0140-6736(66)92827-3.

Miller, R., Pople, H., & Myers, J. (1982). INTERNIST-I, an experimental computer-based diagnostic consultant for general internal medicine. *New England Journal of Medicine, 307*(8), 468–476.

Nash, F. (1954). Differential diagnosis: An apparatus to assist the logical faculties. *Lancet, 263*(6817), 874–875.

Nash, F. (1960). Diagnostic reasoning and the logoscope. *Lancet, 276*(7166), 1442–1446.

Neufeld, V., & Barrows, H. (1974). The "McMaster philosophy": An approach to medical education. *Journal of Medical Education, 49*, 1040–1050.

Neufeld, V., Norman, G. R., Feighter, J. W., & Barrows, H. S. (1981). Clinical problem-solving by medical students: A cross-sectional and longitudinal analysis. *Medical Education, 15*(5), 315–322. http://doi.org/10.1111/j.1365-2923.1981.tb02495.x.

Newell, A., & Simon, H. (1972). *Human problem solving.* Englewood Cliffs: Prentice-Hall.

Norman, G. (2005). Research in clinical reasoning: Past history and current trends. *Medical Education, 39*(4), 418–427. http://doi.org/10.1111/j.1365-2929.2005.02127.x.

Overall, J. E., & Williams, C. M. (1961). Models for medical diagnosis. *Bahavioral Science, 6*(2), 134–141.

Papa, F. J., Oglesby, M. W., Aldrich, D. G., Schaller, F., & Cipher, D. J. (2007). Improving diagnostic capabilities of medical students via application of cognitive sciences-derived learning principles. *Medical Education, 41*(4), 419–425. http://doi.org/10.1111/j.1365-2929.2006.02693.x.

Patel, V. L., Groen, G. J., & Norman, G. R. (1993). Reasoning and instruction in medical curricula. *Cognition and Instruction, 10*(4), 335–378. http://doi.org/10.1207/s1532690xci1004_2.

Ploger, D. (1988). Reasoning and the structure of knowledge in biochemistry. *Instructional Science, 17*(1988), 57–76. http://doi.org/10.1007/BF00121234.

Qiao, Y.Q., Shen, J., Liang, X., Ding, S., Chen, F.Y., Shao, L., … Ran, Z.H. (2014). Using cognitive theory to facilitate medical education. *BMC Medical Education, 14*(1), 79. http://doi.org/10.1186/1472-6920-14-79.

Risse, G. (1989). Clinical instruction in hospitals: The Boerhaavian tradition in Leyden, Edinburgh, Vienna, and Padua. *Clio Medica, 21,* 1–19.

Rodolitz, N., & Clancey, W. (1989). GUIDON MANAGE: Teaching the process of medical diagnosis. In D. Evans & V. L. Patel (Eds.), *Cognitive science in medicine: Biomedical modeling* (pp. 313–348). Cambridge, MA: The MIT press.

Sanders, J. (2009). *Every patient tells a story. Medical mysteries and the art of diagnosis.* New York: Broadway Books. http://doi.org/10.1172/JCI41900.

Schmidt, H. (1983). Problem-based learning: Rationale and description. *Medical Education, 17*(1), 11–16.

Schmidt, H. G. (1993). Foundations of problem-based learning: Some explanatory notes. *Medical Education, 27*(5), 422–432. http://doi.org/10.1111/j.1365-2923.1993.tb00296.x.

Voytovich, A. E., Rippey, R. M., & Jue, D. (1986). Diagnostic reasoning in the multiproblem patient: An interactive, microcomputer-based audit. *Evaluation & the Health Professions, 9*(1), 90–102. http://doi.org/10.1177/016327878600900107.

Weed, L. (1968a). Medical records that guide and teach. *New England Journal of Medicine, 278*(12), 593–600.

Weed, L. (1968b). Medical records that guide and teach (concluded). *New England Journal of Medicine, 278*(12), 652–657.

Williams, G. (1980). *Western reserve's experiment on medical education and its outcome.* New York: Oxford University Press.

Wortman, P. M. P. (1966). Representation and strategy in diagnostic problem solving. *Human Factors, 8*(1), 48–53. http://doi.org/10.1177/001872086600800105.

Wortman, P. M. (1972). Medical diagnosis. An information processing approach. *Computers and Biomedical Research, 5*(4), 315–328.

Young, J. Q., Van Merrienboer, J., Durning, S., & ten Cate, O. (2014). Cognitive load theory: Implications for medical education: AMEE guide no. 86. *Medical Teacher, 36*(5), 371–384. http://doi.org/10.3109/0142159X.2014.889290.

第三章
多角度理解临床思维的概念和理论

Olle ten Cate, Steven J.Durning

概念和定义

本章旨在阐明在过去几十年中,经常使用的与临床思维相关的术语及概念。

好的临床思维对于医生的工作至关重要。临床思维既是一个过程,也是一个结果(后者通常被称为决策制订)。虽然这些决策必须尽可能以证据为基础,但很显然,决策还涉及患者的观点、医患关系以及医疗系统或环境。因此,临床思维的定义必须包括这些方面。临床思维的定义不尽相同,但通常都具有以下特征:①医生观察、收集和分析信息的认知过程;②做最终决策时,需考虑患者的具体情况和偏好(Eva et al.,2007;Durning et al.,2011)。

临床思维的定义各异,研究存在异质性,部分原因很可能是由于我们对临床思维的理解来自不同领域。本章提出了不同领域的一些概念,以帮助读者理解临床思维,推进基础阶段的教学。一些概念显示,了解医生的思维方式本身就有难度,了解学习者如何逐渐获得这种思维方式也有难度。虽然一些概念提供了较为坚实的理论基础,但对临床思维的广泛理解还需要一个持续的研究过程。

学习解决新领域问题的方法:拓展学习者知识领域

Klahr 和 Dunbar 提出了一个科学发现模型假说(Klahr et al.,1988),这一模型有助于了解学习者如何解决未知领域的问题,例如,当医学生开始学习解决医学问题时会发生什么。专家知识领域空间囊括了学习者针对一个问题能够提出的所有可能的假设,而学习者知识领域与专家知识领域空间仅部分重叠或完全没有重叠。探究式学习过程中,知识积累可被视为扩展学习者知识领域空间,以增加与专家知识领域的重叠(Lazonder et al.,2008)。

早期临床思维类似于计算机

20 世纪 70 年代,Newell 和 Simon 对解决问题的认知过程展开了心理学研究(Newell et al.,1972)。在此基础上,随着 MYCIN 和 INTERNIST 等程序的开发,人工智能(AI)计算机模型被建立起来,用以模拟临床思维过程(Pauker et al.,1976)。由于认知功能与新兴的计算机性能类似,因此可以假设,两者都在工作记忆中使用算法过程,这一算法过程被视为大脑的中央处理器。许多人预测,用于医学诊断的计算机程序将很快被开发出来,并且其性能将优于执业医生,其诊断准确性将超过最好的医生。然而,40 年过去了,这一预想还没有变为现实,似乎也不太可能实现。虽然自动驾驶汽车的出现,显示了人类能制造高度复杂的机器,但临床思维的发展比许多人想象的要慢得多(Wachter,2015;Clancey,1983)。Robert Wachter 在一本关于诊疗技术的书中提出,有经验的医生比计算机高明,他们可以凭借肉眼观察和直觉区分相似体征和症状的患者,并确定"那个人病了,另一个人没事"。这是计算机迄今为止无法实现的功能(详见第八章),就像计算机目前无法分析医疗沟通中至关重要的非语言信息一样。临床决策支持系统包含一个庞大的知识库和"如果……,则……"的假设推理,该系统在支持临床医生的诊疗决策,特别是在药物决策方面,已取得一些成功。但将该系统整合到电子病历中,尚未显示它们可以改善临床结果(Moja et al.,2014)。

摒弃"临床思维能力等同于一般的解决问题的能力"的观点

临床思维能力最初被认为就是解决一般问题的能力(Newell et al.,1972)。然而,1978 年,Elstein 及其同事在《解决医学问题》一书中,提出突破性观点,即专家(主治医生)和新手(医学生)在解决诊断问题的方式上几乎没有区别(Elstein et al.,1978),两者的主要区别似乎在于他们的知识,特别是经验积累所构成的知识框架。因此,虽然医学生和执业医师所建立的诊断假设和鉴别诊断数量不相上下,但执业医师做出正确诊断的可能性更大。这个观点跟过去的观点大相径庭。按照过去的观点,临床思维是一种独特的技能,无论患者的真实病情如何,通过临床思维过程都能推理出正确的临床诊断。学科知识非常重要,但只有知识仍不能保证临床思维的成功。专家为了找到针对性的解决方案,将自己对疾病体征和症状的知识与情境因素进行结合,所以临床诊疗各不相同。

解构推理过程

在 2005 年的一篇概述中,Patel 及其同事总结了临床思维过程的四个阶段:抽象、推导、演绎和归纳(Patel et al.,2005)。

抽象可以概括为从发现到结论（成年男性的血红蛋白 <120g/L 被抽象概括为"贫血"）。

推导是解释这个成年男性为什么患有贫血的反向推理过程。"溯因推理"最初是由 19 世纪逻辑学家 C.S.Perice 提出的。溯因推理是根据一个意外发生情况，做出假设的过程（例如，草坪是湿的，所以可能已经下过雨了），或者基于对可能原因的了解做出推导并且可以验证的过程（可能是邻居洒水了）。推导是在临床思维过程中获得新观点的主要手段（Bolton，2015）。

演绎是通过其他的预期诊断结果来检验假设（例如贫血）的过程：如果满足条件 X 和 Y，则 Z 一定为真。

归纳是对多个案例进行概括的过程，相对于个体诊疗，归纳更适合用于科研：如果多个患者表现出相似的体征和症状，则可以创建通用的规则来解释新案例。

这个过程的一部分是前向驱动推理（通过数据生成假设，即由果溯因），另一部分是后向驱动推理（假设检验，即由因溯果）（Patel et al.，2005）。

支持推理的知识框架

Custers 及其同事在 1996 年发表的一篇综述中，将医生在自身临床知识基础上形成认知的方式，划分为原型、实例或语义网络三种模式，并分别进行了解释（Custers et al.，1996）。在临床思维的解释力（译者注：解释力是先假设这个理论正确，然后确定这种理论能解释哪些问题，又解释不了哪些问题）方面，三种形式各有优缺点。原型模式或原型理论假设，是指医生在多次接触相似案例后，记住了他们的共性，并把这些案例原型保存到长期记忆中。实例模式是假设医生在没有形成抽象概念的情况下，记住了遇到的每个实例，以及这些实例中的特殊限制条件。语义网络理论是假设信息单元之间存在结点，网络中的结点与结点相互关联。网络及其结点的强度取决于其使用的强度。模式和病例是医学意义的结点，可随着医生的临床经验进行加强和调整。

案例原型和语义限定词

Georges Bordage 引入了术语语义限定词概念，指的是使用抽象的（通常是二元的）术语来帮助分类和组织患者信息。它们是"有意义的形容词"，是对临床发现的抽象概括（Chang et al.，1998）。例如，将膝关节肿胀和疼痛转化为"急性单关节关节炎"，注意这里出现了三个语义限定词——"急性""单关节"和"关节炎"。如 Bordage 所说，这些限定词之所以重要，是因为临床医生头脑中的临床知识结构是由这些限定词组织起来的。临床医生必须将自己听见和看见的信息转化为这样的术语,才能识别和关联相关案例(Bordage,1994)。有研究假设认为,临床医生的记忆中包含一些病例原型(Bordage et al.,1984),这些原型具有普遍性表达特征,可以被记忆识别出来。同时,Bordage还强调,患者丰富的语言表达与更高的诊断准确性相关(Bordage,2007)。

病例理论

Custers认为,脚本是长期记忆中的高层次概念性知识结构,代表了一系列概括性事件,各个事件之间通过时间、因果关系或层次关系相互关联(例如,"2型糖尿病通常与高龄、超重相关;其晚期症状可能包括视网膜、下肢和其他部位的血管病变")。如果环境和各种变量合适(包括患者的临床发现),记忆中所有的脚本都可以被激活。思维过程中的"结点"可以通过实际案例中的信息、检索记忆中的信息以及从因果关系中推算的信息进行填充(Custers,2015)。病例的概念最初由Barrows和Feltovich提出,它是长期记忆中的基石,包含易感条件(既往史和病因)、病变(病理生理学)和疾病表现(体征和症状)三个组成部分(Feltovics et al.,1984)。Schmidt和Boshuizen(1993)对此进行了进一步阐述。病例就像电影脚本展开故事情节一样,以时间组成(如顺序)为单元存储在长期记忆中,而患者则是记忆中的脚本实例。随着经验的积累,医生可以建构更多的、更详细的病案。

病例受经验影响,并在整个临床实践中不断完善。一位有经验的医生第一眼看到患者时,患者的语言及非语言信息会立即激活相关的病例。这种不费吹灰之力、快速思考或非分析性思维过程被称为脚本激活。有时候,只需要激活一个脚本就能得出正确的诊断(例如,"2型糖尿病")。有时需要激活多个脚本,通过对比、分析或慢慢思考来选择最有可能的诊断。初学者最初看到患者时可能不会激活任何脚本,但一名专家可能会激活一个或多个脚本。

知识的归纳和中间效应

随着越来越多的临床信息作为病例存储在医生的长期记忆中,诊断推理会逐渐变得更加准确。然而,Schmidt和Boshuizen提出的"中间效应"(Schmidt et al.,1993)研究表明,在回忆所见的临床案例的细节方面,临床新手(例如,刚完成培训的医生、刚完成住院医培训的应届毕业生)有时会胜过经验丰富的医生(例如,"专家")。在解决临床问题时,经验不足的临床医生可能有意识地使用病理生理学思维路径,而且反复使用这种相似的思维路径可以帮助他们"走捷径"。经过一段时间就不再需要这种思维路径了,疾病的相关病理生理学知识就被归纳成一些诊断性标签,或简化成高级的因果模式(解释体征和症状)(Schmidt et al.,2015)。

系统 1 思维和系统 2 思维双重加工过程

双重加工理论(dual process theory)指的是在推理过程中,我们会应用两个思维过程(Croskerry et al.,2014)。快速思维(有时称为系统 1 思维或非分析性推理)是快速的、潜意识的,并且通常更省力。模式识别就是快速思维的范例(Eva,2005),例如,当医生检查心悸患者时,会立刻注意到患者是否有毒性弥漫性甲状腺肿的基本特征或"模式",并观察眼球突出、静止性震颤和甲状腺肿大的情况。缓慢或分析性思维(系统 2 思维)是更费力的、有意识的过程,例如,在处理患者的酸碱状态时,需要计算阴离子隙、使用 Winter 公式等。双重加工理论在 Daniel Kahneman(2011)的《思考,快与慢》一书中得到了普及。最近的双重加工理论的研究表明,在实践中快速和慢速这两个思维过程是结合起来同时使用的,而不是只使用其中一个。换句话说,快速和慢速思维可以被视为一个连续体(Custers,2013)。高效的临床工作需要快速思考。如果所有的临床决定都需要分析性推理,医生的工作记忆容量就会超负荷(Young et al.,2014)。

案例特异性和情境特异性

Elstein 及其同事做了一项关于解决医学问题的重要研究(Elstein et al.,1978),发现医生对某一名患者或某一个案例做出正确的诊断,并不表示他们对后来遇到的情况或案例也能做出正确诊断,这就是案例特异性现象。在当前认为解决医学问题是医生的通用技能的前提下,这一发现非常令人惊讶。

在临床实践中,第二个棘手问题是最近强调的情境特异性现象。情境特异性是指两名患者具有相同的(或几乎相同)的主诉、症状、体格检查结果,但情境不同,医生给出的诊断也不同(Durning et al.,2011)。情境可能有助于诊断(Hobus et al.,1987),也可能导致诊断错误(Eva,2005)。换句话说,在诊断过程中,除了患者基本信息之外,还有一些因素在推动医生的临床思维。Durning 和 Artino 认为临床思维的最终结果是由情境驱动的,包括医生、患者、系统及这些因素的相互作用。这里的"系统"包括预约时间、预约地点、支持系统和诊室人员配置,这些情境都非常重要(Durning et al.,2011)。"情境性"的一个实例是情境认知,它将临床思维活动分解为医生、患者、环境以及这些因素的相互作用,并最终产生临床思维。"情境性"的另一个例子是情境学习,强调学习过程中的参与度和身份形成,而不是强调知识的获取。

临床思维和专业表现的形成

临床思维依赖于内容和情境,但即使经验相似的医生,掌握的诊断和治疗思维方面的专业知识通常也各不相同,比如内科医生往往在诊断思维上更在行,外科医生则更擅长操作。只有了解如何让医生的表现更加出色,才能进行有针对性的教学(Asch et al.,2014)。事实上,在提到临床思维能力时,许多学者更喜欢使用专业表现这一术语,而不是专业知识,因为"专业表现"更能体现临床思维能力的精妙之处。

对于程序性操作,重复练习是关键。在监督指导下完成 150~200 次结肠镜检查,就可以掌握这项技能(Ekkelenkamp et al.,2016)。这种练习越多技能越强的情况并不少见,例如国际象棋(De Groot,1978)。20 世纪 60 年代,匈牙利教育心理学家 László Polgár 决心把他尚未出生的孩子培养为某个领域的专家,他选择了国际象棋。3 个女儿从很小的时候就接受了高强度的训练,最终成为世界顶级棋手。心理学家 Ericsson 的理念是,专业表现不是与生俱来的才能,反复练习才是关键(Ericsson et al.,1993)。他将这个思维过程分成三个相互关联的阶段:①目标明确的计划阶段;②执行计划的阶段;③监督执行过程的阶段。这一理念已经用于医学培训(Ericsson,2015),目前主要集中在操作。Mamede 等人的研究也表明,反复练习有助于临床思维的提高(Mamede et al.,2014)。

诊断性思维中的反思

Donald Schön 提出了过程中反思和过程后反思两个术语,用于描述高级专业人员的思维过程(Schön,1983)。如果是常规工作内容,不需要思考太多就知道如何行动。但对于非常规工作内容,专业人员可能经常面临一些小困难,或需要根据具体情况采取相应的行动。Schön 认为,学习者必须通过实践中的反思才能成为专业人士。Mamede 及其同事设计了"结构化反思"方法,帮助学生提高诊断思维能力(Mamede et al.,2010 & 2014a,b)。结构化反思就是将患者的表现(案例)与可能的诊断进行匹配,以培养学生的思维能力。Mamede 等人证明了这种方法有效。结构化反思的操作机制是,将患者的体征和症状与记忆中的病例进行详细比较,注意观察相似性和差异性,进行知识重组。作者建议将有意识的反思作为学习临床思维的方法(Schmidt et al.,2015)。

临床思维中的偏差和错误

医生犯的错误的多少决定了临床思维的质量好坏。有些错误,来自各种偏差,属于典型错误,可对其进行归类。2003 年,Kempainen 等人概述了临床思维教育中应注意的典型偏差,包括以下内容(Kempainen et al.,2003)。

可用性偏差:医生使用容易回忆的疾病作为鉴别诊断依据,从而产生该疾病流行的错觉。

代表性偏差(或相似性判断):仅根据体征和症状做出的临床推断,忽略了其他的鉴别诊断。

确认偏差(或假诊断):辅助检查证实了某一临床推测,但无法排除鉴别诊断。

锚定偏差:新的检查数据不能对鉴别诊断进行充分调整,所以,最终的诊断受初始值的影响。

有限理性偏差(或搜索满足):在做出预期诊断后,医生会停止搜索其他可能诊断,提前结束推理过程。

结果偏倚:临床决策建立在结果的基础上,而不是建立在逻辑和证据之上。

这种方法存在一个缺点:当我们认为推理正确的时候,通常不会发现有偏差,但事后归纳总结可以发现,许多错误常常是由"偏差"引起的,而这些所谓的偏差实际上还可以用于指导和启发临床思维能力(Gigerenzer et al.,2011;Gigerenzer,2007)。Norman 及其同事在一篇综述中提出,通过启发式方法和识别偏差,以减少错误,这些措施对误诊率没有影响。事实上,大多数错误可能源于临床医生的知识局限(Norman et al.,2017)。

临床思维中的神经科学和视觉专业知识

虽然神经科学迅速崛起,揭示了许多认知过程,但对临床思维的研究很少。最近出现了一个新的研究方向,旨在探索临床思维的生物学基础。事实上,临床思维的致命弱点是很难进行反思或可视化展示。随着功能磁共振成像(functional magnetic resonance imaging,fMRI)和脑电图(electroencephalogram,EEG)的出现,科研工作者希望可以借助这些方法增加对系统 1 思维过程的理解。Durning 等人是该领域研究的先驱,他们使用 fMRI 技术观察新手和专家完成单选题、解决临床问题的思维过程。研究发现,受试者大脑的许多部分都被激活了,且观察到前额皮质不同区域的活动情况(Durning et al.,2015)。虽然目前还只有初步的结果,但 fMRI 可能是临床思维未来很有希望的研究途径。

另一种新研究方法是视觉专业知识(Bezemer,2017;van der Gijp et al.,2016)。医学是一个高度视觉化的职业,不仅适用于放射学、病理学、皮肤病学、外科学和心脏病学等特定学科,而且还适用于初级卫生保健(Kok et al.,2017)。视诊患者、观察人体组织或表征,并识别异常情况,这种视觉内容可能不容易用文字表达,但可以立即通过系统 1 思维识别。

本章旨在概述理论概念、常用术语以及该领域的一些重要研究者,这些内容奠定了我们目前对临床思维理解的基础,支持我们对基础阶段和进入临床后的学生进行临床思维的教学。

在 1992 年首次建立 CBCR 模式之后,虽然又出现了许多文献(ten Cate, 1994),并且某些方面更适用于临床教育而非基础教育,但本章中提出的任何建议与 CBCR 方法都不冲突。

我们对临床思维的总体理解仍存在很多空白,对其更透彻的理解有待进一步推进。

(郭文 译,唐青青　张林　谢红 审)

参考文献

Asch, D. A., et al. (2014). How do you deliver a good obstetrician? Outcome-based evaluation of medical education. *Academic Medicine, 89*(1), 24–26.

Bezemer, J. (2017). Visual research in clinical education. *Medical Education, 51*(1), 105–113.

Bolton, J. W. (2015). Varieties of clinical reasoning. *Journal of Evaluation in Clinical Practice*, 21, n/a–n/a. Available at: http://doi.wiley.com/10.1111/jep.12309

Bordage, G. (1994). Elaborated knowledge: A key to successful diagnostic thinking. *Academic Medicine, 69*(11), 883–885.

Bordage, G. (2007). Prototypes and semantic qualifiers: From past to present. *Medical Education, 41*(12), 1117–1121.

Bordage, G., & Zacks, R. (1984). The structure of medical knowledge in the memories of medical students and general practitioners: Categories and prototypes. *Medical Education, 18*(11), 406–416.

Chang, R., Bordage, G., & Connell, K. (1998). The importance of early problem representation during case presentations. *Academic Emergency Medicine: Official Journal of the Society for Academic Emergency Medicine, 73*(10), S109–S111.

Clancey, W. J. (1983). The epistemology of a rule-based expert system – A framework for explanation. *Artificial Intelligence, 20*(3), 215–251.

Croskerry, P., et al. (2014). Deciding about fast and slow decisions. *Academic Medicine, 89*(2), 197–200.

Custers, E. J. F. M. (2013). Medical education and cognitive continuum theory: An alternative perspective on medical problem solving and clinical reasoning. *Academic Medicine, 88*(8), 1074–1080.

Custers, E. J. F. M. (2015). Thirty years of illness scripts: Theoretical origins and practical applications. *Medical Teacher, 37*(5), 457–462.

Custers, E., Regehr, G., & Norman, G. (1996). Mental representations of medical diagnostic knowledge: A review. *Academic Medicine, 71*(10), S55–S61.

De Groot, A. (1978). *Thought and choice in chess*. The Hague: Mouton.

Durning, S. J., & Artino, A. R. (2011). Situativity theory: A perspective on how participants and the environment can interact: AMEE guide no. 52. *Medical Teacher, 33*(3), 188–199.

Durning, S., et al. (2011). Context and clinical reasoning: Understanding the perspective of the expert's voice. *Medical Education, 45*(9), 927–938.

Durning, S. J., et al. (2015). Neural basis of nonanalytical reasoning expertise during clinical evaluation. *Brain and Behaviour, 309*, 1–10.

Ekkelenkamp, V. E., et al. (2016). Training and competence assessment in GI endoscopy: A systematic review. *Gut, 65*(4), 607–615. Available at: http://gut.bmj.com/content/65/4/607.abstract

Elstein, A. S., Shulman, L. S., & Sprafka, S. A. (1978). Medical problem solving. In *An analysis of clinical reasoning*. Cambridge, MA: Harvard University Press.

Ericsson, K. A. (2015). Acquisition and maintenance of medical expertise. *Academic Medicine, 90*(11), 1–16.

Ericsson, K. A., et al. (1993). The role of deliberate practice in the acquisition of expert performance. *Psychological Review, 100*(3), 363–406.

Eva, K. W. (2005). What every teacher needs to know about clinical reasoning. *Medical Education, 39*(1), 98–106.

Eva, K. W., et al. (2007). Teaching from the clinical reasoning literature: Combined reasoning strategies help novice diagnosticians overcome misleading information. *Medical Education, 41*(12), 1152–1158.

Feltovics, P. & Barrows, H. (1984). Issues of generality in medical problem solving. In H. Schmidt & M. De Volder (Eds), *Tutorials in problem-based learning* (pp. 128–142). Assen/Maastricht: Van Gorcum.

Gigerenzer, G. (2007). *Gut feelings. The intelligence of the unconscious*. New York: Penguin Group.

Gigerenzer, G., & Gaissmaier, W. (2011). Heuristic decision making. *Annual Review of Psychology, 62*, 451–482.

Hobus, P. P. M., et al. (1987). Contextual factors in the activation of first diagnostic hypotheses: Expert-novice differences. *Medical Education, 21*(6), 471–476.

Kahneman, D. (2011). *Thinking, fast and slow*. New York: Farrar, Straus and Giroux.

Kempainen, R. R., Migeon, M. B., & Wolf, F. M. (2003). Understanding our mistakes: A primer on errors in clinical reasoning. *Medical Teacher, 25*(2), 177–181.

Klahr, D., & Dunbar, K. (1988). Dual space search during scientific reasoning. *Cognitive Science, 12*(1), 1–48.

Kok, E. M., & Jarodzka, H. (2017). Before your very eyes: The value and limitations of eye tracking in medical education. *Medical Education, 51*(1), 114–122.

Lazonder, A. W., Wilhelm, P., & Hagemans, M. G. (2008). The influence of domain knowledge on strategy use during simulation-based inquiry learning. *Learning and Instruction, 18*(6), 580–592.

Mamede, S., et al. (2010). Effect of availability bias and reflective reasoning on diagnostic accuracy among internal medicine residents. *JAMA: The Journal of the American Medical Association, 304*(11), 1198–1203.

Mamede, S., van Gog, T., Sampaio, A. M., et al. (2014a). How can students' diagnostic competence benefit most from practice with clinical cases? The effects of structured reflection on future diagnosis of the same and novel diseases. *Academic Medicine: Journal of the Association of American Medical Colleges, 89*(1), 121–127.

Mamede, S., van Gog, T., van den Berge, K., et al. (2014b). Why do doctors make mistakes? A study of the role of salient distracting clinical features. *Academic Medicine: Journal of the Association of American Medical Colleges, 89*(1), 114–120.

Miller, G. A. (1956). The magical number seven, plus or minus two: Some limits on our capacity for processing information. *Psychological Review, 63*, 81–97.

Moja, L., et al. (2014). Effectiveness of computerized decision support systems linked to electronic health records: A systematic review and meta-analysis. *American Journal of Public Health, 104*(12), e12–e22.

Newell, A., & Simon, H. (1972). *Human problem solving*. Englewood Cliffs: Prentice-Hall.

Norman, G. R., et al. (2017). The causes of errors in clinical reasoning: Cognitive biases, knowledge deficits, and dual process thinking. *Academic Medicine, 92*(1), 23–30.

Patel, V., Arocha, J., & Zhang, J. (2005). Thinking and reasoning in medicine. In K. Holyoak & R. Morrison (Eds.), *The Cambridge handbook of thinking and reasoning* (pp. 727–750). Cambridge: Cambridge University Press.

Pauker, S., et al. (1976). Towards the simulation of clinical cognition: Taking the present illness by computer. *Americal Journal of Medicine, 60*, 981–996.

Schmidt, H. G., & Boshuizen, H. P. A. (1993). On acquiring expertise in medicine. *Educational Psychology Review, 5*(3), 205–221.

Schmidt, H. G., & Mamede, S. (2015). How to improve the teaching of clinical reasoning: A narrative review and a proposal. *Medical Education, 49*(10), 961–973.

Schön, D. A. (1983). *The reflective practitioner - how professionals think in action*. New York: Basic Books.

ten Cate, O. (1994). Training case-based clinical reasoning in small groups [Dutch]. *Nederlands Tijdschrift voor Geneeskunde, 138*, 1238–1243.

van der Gijp, A. et al. (2016). How visual search relates to visual diagnostic performance: A narrative systematic review of eye-tracking research in radiology. *Advances in Health Sciences Education*, 1–23.

Wachter, R. (2015). *The digital doctor – hope, hype, harm at the Dawn of medicine's computer age*. New York: McGraw-Hill.

Young, J. Q., et al. (2014). Cognitive load theory: Implications for medical education: AMEE guide no. 86. *Medical Teacher, 36*(5), 371–384.

第四章
学习临床思维的必备技能

Judith L. Bowen，Olle ten Cate

简介

　　在详细阐述基于案例的临床思维的具体教学方法之前,本章将讨论培养临床思维所需的通用能力或必备技能,这些能力是可以从 CBCR 方法与病例知识中同步获得的。

　　许多医学院将课程体系分为基础阶段和临床阶段两部分。"基础阶段"的言外之意就是,该阶段的课程体系旨在帮助学生为临床实习做好准备。临床思维能力的培养,有助于增强医学生在临床实践中的身份认同感,有助于他们更好地参与患者治疗和团队工作。学生需要具备良好的沟通技能,以便与患者建立融洽的医患关系、进行问诊、共同做出医疗决策、充分了解患者的关注点与期望、与同事和上级医生讨论临床病例并向他人解释自己的推理过程。Aper 与同事将此命名为"综合能力"(Aper et al.,2014)。

　　高效的临床思维是学生需要逐步掌握的能力之一。在学生学习诊疗患者之前,教师应该如何帮助他们提升临床思维能力呢? 在本章,我们将简要回顾帮助学生融入临床工作的传统教育方法,接着阐述一套序贯的教学方法(培养临床思维的必备技能),包括:①临床用语体系的习得,例如使用专业的临床词汇;②待解决的临床问题的识别,即临床问题呈现;③病例信息的归纳和模式化,即构建个人的病例知识储备;④诊断假设的比较和对比,即对比学习;⑤在基于诊断假设驱动的问诊中,识别差异信息;⑥诊断验证,从而充实个人的知识储备,以利于临床思维。

　　为帮助学生顺利开始临床轮转、在实践中应用临床思维并做出决策,各个医学院采用了不同的方法,有些基本上没有临床思维训练,有些以授课或小组学习形式进行大量练习,有些采用真实患者或"标准化病人",有些则使用手写或电子病历教学。传统上,大部分医学院都开设了临床技能导论课程,例如医患沟通、问诊、体格检查或临床思维训练。LaRochelle 在其论著中描述了此类课程(LaRochelle et al.,2009)。学习临床技能或临床思维常见方法包括:固定的小组成员使用基于问题的学习方法(PBL),或通过模拟的临床病例(纸质版本、电子版本或视频版本),或标准化病人进行练习和讨论(Barrows et al.,1980)。近来,又陆续引入了一些小组学习的模式,如基于互联网的学习和虚拟患者接诊模拟练习(Cook et al.,2010;Kim et al.,2012)。还有一个常见方法是开设"实习过渡"课程,在学生实习开始前,提供强化沉浸体验(Jacobson et al.,2010;O'Brien et al.,2010),内容通常涵盖参与临床活动前的准备(包括临床思维训练)、学生的角色定位和期望、高年资实习生的建议、职业素养、压力管理以及医疗操作技能培训。

　　无论是哪种教学模式,都没有说清楚培训学生临床思维的目的是什么。前文提到的六大组成部分,构成了我们教学目的的基本框架,应该包含在所有的导论课程中。也就是说,医学生如果要充分参与临床团队的推理过程,就必须掌握临床用语,能够给出临床问题呈现,具备基础的病例知识储备,养成对比学习的习惯,能够进行基于诊断假设的问诊,以及做出诊断验证。

临床用语

　　除了需要学习像医生一样思考,医学生也要学习像医生一样说话。医学跟其他学科一样,也有自己特定的语言要素。最好的例子就是,医学生常被告诫要用患者熟悉的通俗语言交谈,"避免医学术语"。然而,当医生们一起交流想要搞清楚一个临床问题或做出正确的诊断时,他们会使用医学领域的特定语言。为什么医生之间必须使用医学术语交流呢? 首先,很多医学概念,例如形态学结构、生化或生理过程、疾病性质、检查手段和用药等,无法用非医学术语明确表意;其次,疾病名称是对疾病所有特征的总结,否则需要大量的附加解释;最后,医学术语使得专业人士之间的信息交换保持一致性。患者可能有很多不同的方法来表达类似的主诉,医学术语可以很好地将其统一。外界有时认为医学专业人士之间的沟通非常神秘、程序化,故意把非专业人士排斥在外。这么做似乎毫无必要,但事实是,医学术语是有效沟通和保障医疗行为安全性不可或缺的,也是医学生必须熟悉的。

　　基础阶段的教学引入并加强了描述核心科学概念的语言体系,确保对疾病病理生理基础理解的一致性。同样,掌握医生在临床上描述病史时所用的特定语言,是学习临床思维的必要条件。为什么这一点很重要? 通过分析比较医学生和有经验的医生的口头病例汇报文本,Bordage 及其同事发现,医生使用"边想边说"的话语模式,最终做出正确诊断,代表医生对于临床问题的理解既清晰又

深刻 (Bordage et al. 1997；Bordage & Lemieux,1991)。具体而言,诊断水平较高的医生可以将特定临床特征转化为抽象的语义限定词,有助于他们更好地将待解决的具体临床问题抽象化。语义限定词是将临床情境中的发现抽象出来的一系列形容词或副词 (Chang et al.,1998),部分示例可参见表 4-1 和表 4-2 的第 3 列。一项针对完成了标准化病人考试的三年级医学生的小型研究表明,与只简单汇报患者症状和体征的医学生相比,在病史汇报中使用语义限定词的医学生表现出更强的病例诊断能力 (Bordage et al.,1997)。

重要的是,训练学生使用语义限定词来描述患者的主诉和现病史,有可能帮助他们后期回忆起遇到的临床病例,但不一定能够提高他们推理的准确性。有研究表明,二年级医学生已经能够学会使用语义限定词描述病例特征。语义限定词的使用可以提升他们事后对于病例信息的回忆,但对诊断准确性没有改善 (Nendaz et al.,2002)。因此,学习医生的临床用语应该是习得诊断推理能力的必要条件,但并非充分条件。教师应鼓励基础阶段学生尽早开始学习并使用语义限定词的话语体系及词汇。

我们将以患者表述的简单病史为例,阐述通俗语言是如何转换为语义限定词的。

Alicia 是一名 55 岁女性,过去 2 个月每日清晨醒来后感到手部僵硬,持续 1~2 小时。她多次感到虚弱和乏力,注意到自己双侧腕部肿胀,试图握拳时会感到疼痛。起初,这种僵硬并没有影响生活,但作为一名从事基础工作的科研人员,她目前感觉到使用移液器培养细胞已经有一些困难。

把 Alicia 转换为"女性";55 岁转化为"中年";2 个月转化为"慢性";清晨醒来持续 1~2 小时的僵硬转化为"晨僵"(即风湿病学领域中具有明确定义和诊断意义的术语);多次感觉虚弱乏力转化为"反复性、全身性";双侧腕部转化为"对称小关节";使用移液器困难转化为"中度重症"。使用语义限定词翻译后,上述病史转化为:

一位中年女性因慢性复发性中度重症系统性疾病前来就诊,主要临床表现为乏力和双侧对称小关节的晨僵。

向学生介绍新的临床病例时,教师可以使用通俗的语言描述病史,与患者所用的语言类似,然后要求学生将病史信息转换为临床术语。另外,学生可以将与患者本次就医理由相关的病史结构化,保证问诊的完整性 (Hasnain et al.,2001)。在问诊早期清晰完整地询问患者主诉与学生更强的诊断能力相关 (Hasnain et al.,2001)。

为了鼓励并强化学生养成完整深入探究主诉的习惯,建立临床用语,基础阶段的学生可以学习使用结构化的格式,重点关注就诊原因和现病史的语义限定属性,包括发病、部位、严重程度、病程或时间顺序、患病的情境和患者特征,以及加重或缓解因素(Chang et al.,1998;Nendaz et al.,2002;Skeff,2014)。表4-1展示了如何将患者通俗语言描述的病史转换为医学语言。

表 4-1　使用语义限定词对患者病史进行转换(A)

结构化问询就医理由	通俗语言描述的患者病史	使用语义限定词的抽象转换
症状起病	一开始这种僵硬并不影响生活	慢性,进展
症状部位	双手僵硬	小关节,对称
症状严重程度	清晨醒来僵硬持续 1~2 小时,使用移液枪有困难	中到重度晨僵
症状病程/时间发展	2 个月	慢性
情境/患者特征	55 岁,Alicia	中年女性

抽象转换有时候比较容易,无论是否有老师指导,学生们都可以通过讨论快速达成一致。但有时候,抽象词汇的意义可能更依赖于经验和语境。例如,什么时候一个急性疾病转化为亚急性或慢性?什么时候一个寡关节疾病开始累及多关节?当讨论临床病例时,学生需要明确特定词汇的含义,才能提高对于临床问题理解的一致性。

四肢或关节疾病的临床病例有助于学习和区分近端/远端、对称/非对称、中轴骨/附肢骨、单关节/寡关节/多关节等主诉。其他临床病例,例如循环、泌尿或神经系统疾病,多以系统性发病为特征,因此难以确定症状的起始部位。应该鼓励学生识别并准确描述乏力、不适或意识模糊等系统性症状。

另一个临床病例可以说明这一区别:

> Robert,28 岁男性,在足球比赛时晕倒,被朋友带到急诊室。他的朋友说他的意识丧失了大约 30 秒。Robert 说自己呼吸困难,特别是躺下时。从他记事起,他在锻炼时就会有轻微的呼吸急促,但现在症状变得更加严重。回想起来,他的运动耐量在过去 9~12 个月里一直在下降。他过去几乎可以做任何想做的事情,但现在仅仅爬一段楼梯都会喘不过气来。大约 4 个月前,他有两次因为胸痛不得不停止爬楼梯,他对此感到很害怕。他的胸痛是一种胸口中部的紧缩感,这种紧缩感持续不超过 1 分钟,且休息后即消失。

表 4-2 展示的是上述病例经过语义限定词转换后的文本。Skeff 也使用了类似的方法,通过强化现病史的时间发展顺序,把复杂的现病史简化,变得通俗易

懂。时间是这个方法的核心结构元素（"明确识别症状出现或改变的时间"）。这种方法的优点包括关注病史中细微或令人费解的变化，寻找病理生理过程的线索，既不忽视也不过分强调特定症状（Skeff, 2014）。

表 4-2　使用语义限定词对患者病史进行转换（B）

结构化问询就医理由	通俗语言描述的患者病史	使用语义限定词的抽象转换
症状起病	他晕倒了，差不多 30 秒，胸部紧缩感，持续不超过 1 分钟	突然
		发作性
症状部位	意识丧失	系统性或全身性
	呼吸困难	呼吸/循环系统
症状严重程度	运动耐量下降，爬一段楼梯后喘不过气	中到重度
症状病程/时间发展	过去 9~12 个月内持续下降，过去几乎能做他想做的任何事	慢性，进展性
情境/患者特征	28 岁，Robert	青年男性
加重/缓解因素	休息后（紧缩感）消失	缓解

临床问题呈现

一旦学生开始学习医生用来描述患者临床问题的话语，他们就做好准备使用这些话语来阐述待解决的问题。这种对临床问题的阐述就是临床问题呈现。临床问题呈现将患者提供的情境信息与医生的临床知识结合起来，形成一个可执行的结构化的问题表述（Feltovich et al., 1984; Gruppen et al., 2002）。

临床问题呈现包括使用语义限定词对患者特定症状和体征进行概念性或代表性转化。临床用语反映的是医生根据时相和潜在因果关系抽象出的病例特点（Auclair, 2007）。也就是说，在这个阶段，学生已经不再仅仅停留在知晓临床用语，而是达到了理解并使用临床用语将病例发现进行临床问题呈现的阶段，即完成了从记忆到理解，从学习到运用的过程。

在临床思维训练中，临床问题呈现发生在信息获取和形成诊断假设之间（Chang et al., 1998）。抽象的语义限定词的作用是"在得出诊断性解决方案之前，构建对临床问题的整体感觉或呈现"（Nendaz et al., 2002）。随后呈现的临床问题唤起并激活长期记忆中的医学知识，为该病例做出合理的诊断。医生进而有目的地收集下一步信息，比较和对比脑海中已有的诊断假设。诊断准确性和临床问题呈现是否完整准确具有相关性（Chang et al., 1998）。

临床问题呈现的过程往往是下意识的（Bowen，2006）。通过提问"我们正在尝试解决什么样的问题"，教师可以训练学生有意识地完成临床思维中的这一步骤。尽管在早期学习阶段，学生并不具备足够的临床经验来解决实际临床问题，但这有助于他们养成使用临床用语构建临床问题呈现的习惯。对学生临床问题呈现进行反馈时，应建议他们恰当地使用语义限定词抽象出病例特征，并在陈述主诉和现病史时，体现出关键要素——发病、部位、严重程度、时间发展和语境信息。

回到上述病例，Alicia 的临床问题呈现如下：

> 中年女性，起病缓慢，对称寡关节进行性受累，以小关节的中至重度晨僵为特征。

Robert 的临床问题呈现如下：

> 青年男性，起病急，短暂、自限性晕厥伴慢性进行性呼吸困难，阵发性胸部紧缩感，休息可缓解。

注意第二个病例引入了额外的医学术语，即晕厥和呼吸困难，这正是有经验的医生用来描述 Robert 情况的临床用语。

对刚刚接触临床的学生，我们推荐使用简单或典型的临床案例。但临床问题常常是复杂、定义不清和模糊的，有可能同时存在多个临床问题呈现。教师应该鼓励学生提炼出每个病例不同关键属性的临床问题呈现，启发学生的思路，得出更多合理的诊断假设。

在这一阶段，学生常常希望知道自己给出的临床问题呈现是否正确。需要指出的是，临床问题呈现是临床思维的起步，目的在于帮助医生得出与病例相关的合理的一些诊断假设。每位医生受其临床经验影响，都有自己的一套方法将病例抽象化。学生应该明白，根据是否将全部相关属性都转换成特定临床问题的适当语义限定词进行判断，临床问题呈现没有"正确或错误"之分，只有优劣之分。最后，应该鼓励学生在病史汇报的结尾进行总结。我们将这种一句话总结称为针对某一特定患者的总结陈述或评估陈述。这些陈述与临床问题呈现不同，在临床思维过程中，二者的服务目的不同。临床问题呈现是针对某一类临床问题的通用模式，通常发生在信息收集过程的早期。临床问题呈现促进进一步的信息收集朝着鉴别诊断的方向进行，帮助我们得到一个更为完整和具体的临床问题图景，同时进一步缩小合理的鉴别诊断范围。总结陈述或者评估陈述则整合了这一特定临床病例的所有特点，并为临床治疗和辅助检查打下了基础。表4-3 展示 Robert 的病例呈现过程。请注意以诊断假设为驱动的问诊是如何获取额外的临床信息的（在表格中以楷体字标注）。

表 4-3 诊断思维过程中，从早期临床问题呈现到总结陈述的演变

患者病史	临床问题呈现	诊断假设		以诊断假设为驱动的问诊
Robert, 28岁男性, 足球比赛时晕倒, 被其朋友带到急诊室	青年男性, 突发晕厥	心源性		是否有意识丧失?
		神经源性		
		创伤导致血容量下降		
		肺栓塞		
他的朋友说他失去意识大约30秒	青年男性, 突发晕厥伴意识丧失	晕厥：心源性或神经源性		是否有不自主运动? 是否有发作后症状?
		癫痫		
没有发现抽搐；当他恢复意识后，意识清晰	青年男性, 晕厥	晕厥：心源性或神经-心源性		他之前是否有其他的心源性或神经源性症状?
		血管迷走性晕厥		
Robert说自己呼吸困难，尤其是躺下的时候	青年男性, 晕厥, 呼吸困难, 端坐呼吸	主动脉瓣狭窄		他的呼吸窘迫是如何随时间发展的?
		梗阻性肥厚型心肌病		
		特发性肺动脉高压		
		肺栓塞		
自从记事起，他在锻炼时就会有轻微的呼吸急促，但现在的症状更加严重。他没有任何心悸的情况	青年男性, 晕厥, 伴端坐呼吸和慢性进行性呼吸困难	主动脉瓣狭窄		在同时期是否有其他心血管症状?
		梗阻性肥厚型心肌病		
		特发性肺动脉高压		
		肺栓塞		
回想起来，他的运动耐量在过去9~12个月里一直在下降。他过去几乎可以做任何想做的事情，但现在仅在爬一段楼梯都会喘不过气来	青年男性, 晕厥, 伴端坐呼吸, 慢性进行性重度呼吸困难, 活动耐量下降	主动脉瓣狭窄		是否有胸痛?
		梗阻性肥厚型心肌病		
		特发性肺动脉高压		
		复发性肺栓塞		

续表

患者病史	临床问题呈现	诊断假设	以诊断假设为驱动的问诊
大约4个月前，他有两次因为胸痛而不得不停止爬楼梯，这让他感到害怕。他将胸痛描述为胸口中部的紧绷感，这种紧绷感持续不超过1分钟，休息后即消失	青年男性，晕厥，伴端坐呼吸，慢性进行性重度呼吸困难，活动耐量下降，典型劳力性胸痛	主动脉瓣狭窄 梗阻性肥厚型心肌病 特发性肺动脉高压 复发性肺栓塞	他是否有肺栓塞的风险因素？
他最近没有旅行史，没有长期卧床史，没有血栓史，没有恶性肿瘤史	青年男性，晕厥，伴端坐呼吸，慢性进行性重度呼吸困难，活动耐量下降，典型劳力性胸痛，没有肺栓塞的风险因素	主动脉瓣狭窄 梗阻性肥厚型心肌病 特发性肺动脉高压	他目前是否有其他诊断合并症，是否会增加或降低现有诊断假设的可能性？
他记得小时候有过一次心脏杂音，而且小时候他经常每个月去打一次针，非常疼。他18岁时每天吃一片"青霉素"，但现在已经很多年没有吃过任何药了	青年男性，突发晕厥，慢性进行性呼吸困难，伴端坐呼吸，同歇性胸痛，进行性乏力，儿童期不明心脏杂音史	主动脉瓣狭窄，很可能是先天性左房室瓣疾病 梗阻性肥厚型心肌病 特发性肺动脉高压	在基于诊断假设问诊基础上，进行体格检查

在诊断假设基础上进行的体格检查：体温37.3℃，心率125次/min，呼吸频率30次/min，血压100/50mmHg，室温下，血氧饱和度89%，斜卧位45°时，颈静脉压上升至下颌角水平，颈动脉搏动减弱，双侧上升支延迟；胸廓触诊有胸骨旁抬举样搏动和心前区震颤；心脏听诊时在胸骨右缘第二肋间闻及4/6级收缩期喷射样杂音，不随Valsalva动作改变，S_2响亮，心尖闻及S_3；外周脉搏勉强可触及且对称；肺部听诊有肺水平双侧湿啰音；肝脏右肋缘下三指可触及；皮肤凉无发绀；可见双侧踝关节轻度水肿；神经查体正常。

总结陈述：一名28岁男性，突发晕厥，中至重度呼吸困难，伴端坐呼吸，典型间歇性胸痛，进行性乏力，儿童时期不明心脏杂音史。体格检查提示心衰。心脏听诊杂音和颈动脉搏动（细迟脉）高度怀疑主动脉瓣狭窄。患者有亚急性细菌性心内膜炎风险，若有低度发热应进一步排查。最好使用诊断性超声心动图检查，其是区分主动脉瓣狭窄和梗阻性肥厚型心肌病及特发性肺动脉高压的最佳选择，后两者确诊可能性较低。可用超声心动图鉴别先天性左房室瓣异常。

病例知识储备

在学生能够较流利地使用临床用语,并学会使用语义限定词将患者问题概念化之后,教师就可以开始教学生如何运用储存在长期记忆中的其他知识考虑疾病的典型特征,并做出诊断。学生将学习如何将基础科学概念和病理生理学知识与临床病史、体格检查和辅助检查的结果结合。

在临床思维中,病例是一种用来描述医生连贯、因果相循的思维表现的模式(Custers,2015),Feltovich 和 Barrows(1984)首次提出这个概念,病例随着临床经验的不断丰富而发展。Custers 将病例的常见组成部分总结为如下几点:

①高层次的、预编译的概念化知识结构;②存储在长期记忆中;③包含一系列临床事件,具有一般(固有)特征;④单个事件通过时间关系相互连接,通常也暗含因果关系或层级关系;⑤在适当的情境中,可以作为整体呈现;⑥包含可以填充信息的变量和空位,这些信息或取自实际情况,或从记忆中检索,或从情境中推断;⑦随着观摩或者参与日常诊疗活动的增加而增强,也就是说,通过直接或间接经验而不断加强(Custers,2015)。

大多数学生在医学院学习早期,都没有足够的直接或间接经验让他们在脑海中形成自己成熟的病例。随着他们对临床病例的典型表现的了解,头脑中开始形成一些基础病例。对某种疾病有过个人体验的低年级学生可能对该病有典型认知(例如,流行性感冒或晕动病)。当学生可以明确提炼病例各组成部分的纲领性架构时,他们就可以在此架构基础上,组织临床病例的信息,并应用临床用语,将这些信息"填充"在"典型或示例性"临床诊断中。

表 4-4 是表 4-1 和表 4-2 的拓展版,采用记录表形式展示了病例总的思维框架模式。表中包括典型病例的三个组成部分——促成(易感)条件、(病理生理学)病变和(临床)表现,同时给学生留出空间,简洁地记录典型特点。对于易感条件部分,学生应考虑年龄、性别、种族、民族、遗传学、合并症(即比当前病例级别低一些的疾病诊断)、环境暴露、习惯(例如吸烟)和药物使用情况;针对病理生理层面的病变,目标在于将基础科学学习与临床病例信息相结合,探究机体遭受侵袭或损伤的机制,例如血流动力学调节、神经调节、炎症过程、感染过程、基因突变和代谢紊乱等;临床表现部分,则是强调基于临床用语的训练,重点关注主诉和现病史(起病、部位、症状严重程度、病程/时间顺序),以及体格检查结果、实验室检查结果、影像学检查结果和其他辅助检查结果。当然,不是所有诊断都能覆盖该模式下的所有"条目",教师可以借此强调实验室检查和辅助检查的诊断效能。

表 4-4　病例记录表

组成部分	特征	典型发现
易感条件	年龄、性别、种族、民族	
	家族史、遗传学	
	习惯、暴露史、药物史	
	合并症	
病理生理学病因		
临床表现	起病	
	部位	
	严重程度	
	时间发展	
	体格检查结果	
	实验室检查结果	
	影像学检查结果	

　　学生必须逐渐在长期记忆中建立病例知识储备库,这些病例可以在接触新患者的过程中随时用来比较。不管有没有老师的指导,学生都需要详细学习许多案例。在课程体系中,提供真实的或模拟的、直接的或间接的与患者接触的机会,鼓励学生学习案例,进行反思总结,才能帮助学生建立这种知识储备。

对比学习法

　　对比学习法指的是"鼓励学习者明确地找出问题之间的相似性和差异性"(Ark et al.,2007)。Ark 及其同事在他们的研究中应用了类比转移的概念,也就是学习者使用以前用于解决类似问题的策略来解决新问题。他们发现,与传统的按照顺序学习法相比,进行对比学习的学生诊断准确性更高。他们先培训初学者识别一系列典型异常心电图的关键特征,然后将异常特征与正常心电图以及典型的鉴别诊断心电图进行比较和对比。这样做的目的是,通过让学生有意识地记住一对异常心电图示例之间的相似性和差异性,帮助他们区分不同异常类别间的关键特征。与按照顺序、非对比性方式学习示例心电图关键特征的初学者相比,接受对比学习教学的学生对于心电图的诊断更加准确。其他学者则建议,采用比较和对比方法,深度学习与某一种临床问题呈现有关的一些典型临床表现,形成根植于记忆中的强大基础(Bordage,1994)。

因此,培养低年级医学生临床思维的下一步就涉及对比学习。一旦学生学会根据所讨论的临床案例构建病例,教师就可以介绍鉴别诊断的概念,教授学生如何对列出的一些诊断假设进行比较和对比。学生根据早期已知的临床病例信息给出临床问题呈现后,教师需至少选择两个合理的诊断假设,指导学生进行比较。在本学习阶段,由教师预选出待分析的诊断(待诊)是很重要的,而不是由学生自己选择下一步的鉴别诊断。待诊必须切合实际且易于区分。因此,对于Alicia 的案例,教师应选择让学生比较类风湿性关节炎与骨关节炎的示例病例,如表 4-5 所示。给出典型病案的框架后,就可以如表格中所示将待鉴别的两者并排排列,指导学生用比较和对比的方法识别两者的差异性特征。

表 4-5　相关典型病例对比

临床问题呈现举例		
一位中年女性,慢性逐渐进展的对称寡关节起病,小关节受累,以中到重度晨僵为特征		
诊断示例	骨关节炎	类风湿性关节炎
易感条件 — 年龄、性别、种族、民族	50 岁以上,男性或女性	30~60 岁,女：男患病比为3：1
家族史、遗传学	有或无家族史	有家族史;共同表位,*HLA-DRB1*
习惯、暴露史、药物史	无	吸烟
合并症	无	冠状动脉疾病
病理生理学病变	机械性、退行性;软骨变性及软骨下骨骨质增厚	炎症、免疫源性;滑膜炎、血管翳及骨质侵蚀
临床表现 — 起病	缓慢	缓慢
部位	小、大关节;附肢骨;多关节;累及远端指间关节	小、大关节;附肢骨;多不累及远端指间关节
严重程度	轻度	中度
时间发展	慢性持续性	慢性持续性
体格检查结果	关节骨性肥大,轻度或无触痛	红、肿、热、痛,偶见类风湿结节
实验室检查结果	无	红细胞沉降率升高;类风湿因子、抗 CCP 抗体阳性
影像学检查结果	软骨下骨硬化;关节间隙缩窄;骨赘	侵蚀性多关节炎;关节间隙缩窄

以诊断假设驱动的问诊

在传统医学教育中,基础阶段医学生首先学习体格检查的各个部分,然后将各部分以逻辑顺序组合起来,完成对患者的全身检查(Nendaz et al.,2002;Yudkowsky et al.,2009)。这种方法可以记录健康人的基线检查结果,但对收集临床信息的用处不大,而收集临床信息正是临床思维过程的一部分。异常检查结果对于鉴别诊断十分重要,Yudkowsky 及其同事研究了另外一种教学方法,即在体格检查操作中加入诊断性思维训练任务,从而辅助情境学习。该方法强调,学生应该能够判断哪些体格检查操作和结果有助于鉴别诊断。

另外,Hasnain 及其同事研究了病史采集、语义限定词驱动或症状驱动的话语体系与诊断准确性之间的关系。以下四种问诊方式有助于提高诊断准确性:①在接诊早期充分了解患者的主诉;②询问与诊断假设密切相关的问题(展示自己的思维路径);③针对某一问题追问患者信息;④问诊过程中对信息进行总结。Hasnain 将这些方式描述为"有目的的或基于假设驱动的问诊"(Hasnain et al.,2001)。表 4-3 以 Robert 的临床问题为例展示了这一过程。

诊断验证

Kassirer 等人将诊断验证定义为"接受一个或多个足够合理的诊断假设,并在此基础上做出进一步决策的过程"(Kassirer et al.,2010)。Gruppen 和 Frohna 把诊断验证称为评估过程("引导获取附加信息,最终决定停止问询或检查,继续采取下一步行动")(Gruppen et al.,2002)。我们认为诊断验证是为验证最终诊断是否正确而做出的所有行为。即便在这个过程中,只学习并记住了一个病例,也可以丰富医生的病例知识储备。由于临床思维技能高度依赖于知识储备,因此加强知识储备也就是强化这种技能。在临床训练中,考虑到值班时间限制、患者住院时间短以及频繁的患者交接等情况,并非所有医生都有条件进行诊断验证,这就要求医生在常规临床职责之外付出更多努力。基础阶段的学生应该一开始就养成诊断验证的习惯,从而强化对病例的回忆和学习,并在未来不断丰富长期记忆中的病例。

CBCR 方法如何培养这些必备技能?

本章并没有具体阐述 CBCR 方法,对 CBCR 方法的详细描述请见第二部分内容。表4-6总结了CBCR如何强化临床思维的必备技能。

表4-6　必备技能与CBCR方法的内在联系

必备技能	与CBCR的联系
临床用语	CBCR是一种要求所有学生口头积极参与的方法，为学生练习临床话语提供了绝佳的机会
临床问题呈现	许多CBCR案例使用患者的语言进行表述，学生的第一个任务往往是"请用你自己的语言描述患者的就诊原因"或者"患者的主诉是什么"，如此迫使学生用结构化的思路表述问题，有助于使用语义限定词完成临床问题呈现
病例知识储备	CBCR方法产生的背景就是为了让低年级医学生通过学习一定数量的经典诊断来建立自己的思维架构，并使用这一框架初步比较和对比各类疾病
对比学习	在学习CBCR案例的过程中，主要方法是在黑板或挂图上设计并完成一个二维表格，两个维度分别是临床发现和诊断假设。在增加或删减的过程中，学生小组必须使用从询问病史、体格检查和辅助检查中获得的信息来不断对比各假设诊断的可能性
基于诊断假设驱动的问诊	CBCR方法的一个特点是逐步提供给学生新的信息，并且要求学生针对新信息提出新的诊断假设或进一步诊断需要的信息。CBCR案例从本质上而言就是在推动基于诊断假设为驱动的问诊
诊断验证	由于所有案例最终都会有一个诊断，CBCR案例本身就包含了诊断验证过程。缺点是学生不需要很强的驱动力去探寻这一最终诊断。在临床环境中培养诊断验证的习惯比在课堂环境中更符合逻辑

　　总而言之，如果在医学院教育早期就引入六大必备技能的相关概念，不仅有助于培养优秀的临床思维，还可以为医学生日后沉浸式的临床实习做好准备。学习汇报和讨论临床病例时使用的临床用语可以帮助医学生快速成长。学习使用语义限定词将患者的主诉和现病史翻译为抽象化的总结陈述，从而给出完整、准确的临床问题呈现，是临床思维的重要步骤。将关键临床发现以病例的模式抽象化并记录下来，可以帮助学生在临床情境下，将关键临床要素与疾病过程的病理生理解释相联系，进而将其作为知识单位储存在长期记忆中。将某一具体临床案例及其临床问题呈现的所有合理诊断假设放在一起比较分析，可以加强学生的对比思考能力。采集病史和体格检查是获取临床信息的重要步骤，有助于医生在所有合理的诊断假设中做鉴别。最终，诊断验证这一步骤将所有临床思维的必备技能整合在一起，帮助学生应用这些方法并不断提高临床思维能力。

（范旸　译，胡海瑶　陈洺　卿平　谢红　审）

参考文献

Aper, L., Reniers, J., Derese, A., & Veldhuijzen, W. (2014). Managing the complexity of doing it all: An exploratory study on students' experiences when trained stepwise in conducting consultations. *BMC Medical Education, 14*(1), 206. http://doi.org/10.1186/1472-6920-14-206

Ark, T. K., Brooks, L. R., & Eva, K. W. (2007). The benefits of flexibility: The pedagogical value of instructions to adopt multifaceted diagnostic reasoning strategies. *Medical Education, 41*(3), 281–287. http://doi.org/10.1111/j.1365-2929.2007.02688.x

Auclair, F. (2007). Problem formulation by medical students: An observation study. *BMC Medical Education, 7*(1), 16. http://doi.org/10.1186/1472-6920-7-16

Barrows, H., & Tamblyn, R. (1980). *Problem-based learning.* New York: Springer Publishing Company.

Bordage, G., & Lemieux, M. (1991). Semantic structures and diagnostic thinking of experts and novices. *Academic Medicine, 66*(9), S70–S72. http://doi.org/10.1097/00001888-199109000-00045

Bordage, G., Connell, K., Chang, R., Gecht, M., & Sinacore, J. (1997). Assessing the semantic content of clinical case presentations: Studies of reliability and concurrent validity. *Academic Medicine, 72*(10), S37–S39.

Bordage, G. (1994). Elaborated knowledge: A key to successful diagnostic thinking. *Academic Medicine, 69*(11), 883–885.

Bowen, J. L. (2006). Educational strategies to promote clinical diagnostic reasoning. *The New England Journal of Medicine, 355*(21), 2217–2225.

Chang, R., Bordage, G., & Connell, K. (1998). The importance of early problem representation during case presentations. *Academic Emergency Medicine: Official Journal of the Society for Academic Emergency Medicine, 73*(10), S109–S111.

Cook, D. A., Erwin, P. J., & Triola, M. M. (2010). Computerized virtual patients in health professions education: A systematic review and meta-analysis. *Academic Medicine, 85*(10), 1589–1602.

Cooke, M., Irby, D., & O'Brien, B. C. (2010). *Educating physicians – A call for reform of medical school and residency.* Hoboken: Jossey-Bass/Carnegie Foundation for the Advancement of Teaching.

Custers, E. J. F. M. (2015). Thirty years of illness scripts: Theoretical origins and practical applications. *Medical Teacher, 37*(5), 457–462.

Feltovich, P., & Barrows, H. (1984). Issues of generality in medical problem solving. In H. G. Schmidt & M. L. de Voider (Eds.), *Tutorials in problem-based learning: A new direction in teaching the health professions* (pp. 128–142). Assen: Van Gorcum.

Gruppen, L., & Frohna, A. (2002). Clinical reasoning. In G. Norman, C. Van der Vleuten, & D. Newble (Eds.), *International handbook of research in medical education* (pp. 205–230). Dordrecht: Kluwer Academic Publishers.

Hasnain, M., Bordage, G., Connell, K. J., & Sinacore, J. M. (2001). History-taking behaviors associated with diagnostic competence of clerks: An exploratory study. *Academic Medicine, 76*(10 Suppl), S14–S17.

Jacobson, K., Fisher, D. L., Hoffman, K., & Tsoulas, K. D. (2010). Integrated cases section: A course designed to promote clinical reasoning in year 2 medical students. *Teaching and Learning in Medicine, 22*(4), 312–316.

Kassirer, J., Wong, J., & Kopelman, R. (2010). *Learning clinical reasoning* (2nd ed.). Baltimore: Lippincott Williams & Wilkins.

Kim, K.-J., & Kee, C. (2012). Evaluation of an e-PBL model to promote individual reasoning. *Medical Teacher, 35*(3), e978–e983.

LaRochelle, J., Gilliland, W., Torre, D., Baker, E. A., Mechaber, A. J., Poremba, J., & Durning,

S. (2009). Readdressing the need for consensus in preclinical education. *Military Medicine, 174*(10), 1081–1087.

Nendaz, M. R., & Bordage, G. (2002). Promoting diagnostic problem representation. *Medical Education, 36*(8), 760–766.

Nishigori, H., Masuda, K., Kikukawa, M., Kawashima, A., Yudkowsky, R., Bordage, G., & Otaki, J. (2011). A model teaching session for the hypothesis-driven physical examination. *Medical Teacher, 33*(5), 410–417.

O'Brien, B. C., & Poncelet, A. N. (2010). Transition to clerkship courses : Preparing students to enter the workplace. *Academic Medicine, 85*(12), 1862–1869. http://doi.org/10.1097/ACM.0b013e3181fa2353

Skeff, K. M. (2014). Reassessing the HPI: The chronology of present illness (CPI). *Journal of General Internal Medicine, 29*(1), 13–15.

Yudkowsky, R., Otaki, J., Lowenstein, T., Riddle, J., Nishigori, H., & Bordage, G. (2009). A hypothesis-driven physical examination learning and assessment procedure for medical students: Initial validity evidence. *Medical Education, 43*(8), 729–740.

第五章
基础阶段学生临床思维能力的考核方法

Olle ten Cate, Steven J. Durning

如果说临床思维对所有医生而言都至关重要，并且是医学生在本科教育阶段应该培养的能力，那么临床教育工作者就应采取一些方法来考核学生是否达到了这一目标。

如前所述，临床思维包括两个部分：分析性思维和非分析性思维（即模式识别）。因此，对临床思维的考核也应聚焦于这两个方面：①学生是否理解疾病发生的生理学、病理生理学机制及诱因，能否识别患者的症状和体征；②学生是否拥有足够的病例知识储备，从而能在接诊时鉴别患者的病情。

显然，达到上述要求需要扎实的医学知识和丰富的临床经验。有人认为，顾名思义，临床思维必然跟临床工作环境相关（Woods et al., 2015），那么评估基础阶段学生的临床思维能力是否合理呢？ Bowen 和 Ilgen 曾提出，诊断思维并不是一种独立的、可持续的、可准确衡量的能力。实际上，准确的衡量需要评价者在被观察者不知情的情况下，对其临床思维过程进行解读，而这一过程与真实临床情境密不可分，且很难用语言把思维过程表达清楚（Bowen et al., 2014）。尽管如此，仍有科研人员试图通过笔试来考核学生几年来在临床思维方面的进步（Williams et al., 2011）。

基于案例的临床思维教学或其他推荐方法，都旨在培养基础阶段学生的接诊能力。对这些学生来说，考核其在真实临床情境中的临床思维可能不太现实，但采用一种特异的笔试方式是可行的。学生在基础科学或整合课程中已经训练过分析性思维，且可能已经掌握了基础的模式识别能力。如本书第二部分所述，CBCR 课程旨在帮助学生建立一个基本的病例知识储备，主要针对一些常见疾病，包括症状相近疾病的鉴别诊断。这也是笔试考查的重点。

尽管没有明确提及"效度"这个词，但上述对 CBCR 的介绍都提示其与效度相关。在过去的几十年里，Messick 和 Kane 等学者重新定义了教育和心理测试的效度（Cook et al., 2015）。测试的效度应从测试内容、提问方式、内部结构、与其他变量的关系以及测验结果的角度进行论证（AERA/APA/NCME, 2014；Downing,

2003)。对于基础阶段的学生而言,临床思维能力培养的目的应该是为在实际临床工作中接诊做好准备。课程内容应侧重于教授重要的临床知识,这些知识不仅是学生在接诊时分析性思维的基础,也有助于学生的模式识别。测试的提问方式,应该模仿实际接诊中会运用的临床思维路径。后期可能需要评估测试结果与其他变量的关系,即在本测试中获得高分的学生在实践中是否确实表现出更好的临床思维。

尽管我们此前已经讨论过基础阶段临床思维培训的局限性,但模拟学生们对未来承担临床工作时将面临的情况进行模拟教学仍然很重要。由于考试可以有力推动学习,因此考试的设计应确保学生尽可能把精力花在将来接诊患者时可能遇到的任务上。

临床思维的考核方法

临床教育工作者发现,被大多数人推崇的临床思维考核方法都在临床进行(例如,床旁考核),只有少数聚焦于基础阶段的临床思维测试(例如,笔试)。Miller提出医学教育中的四层次金字塔原理,该原理将学习过程分成识记专业理论知识、理解和应用专业理论知识、模拟演练专业操作技术和实践四个阶段,其中较高的三个层次在某种程度上都适用于临床思维的考核(Miller,1990)。"理解和应用专业理论知识"测试将呈现患者的情况,并要求学生做出诊断和/或治疗。在"模拟演练专业操作技术"测试中,考官会要求学生在与标准化病人的接触过程中进行临床思维考试,例如客观结构化临床考试。而"实践"级别的测试则要求学生基于真实的临床案例进行推理。表 5-1 参考 Miller 金字塔原理,总结了一些常用的或专门为考核临床思维设计的方法。除此之外,本书还为 CBCR 课程制订了具体的测试格式,详见第七章。

表 5-1　考核临床思维的方法

Miller 金字塔原理层次	形式	特定方法	选定的参考资料
识记专业理论知识	虽然知识对临床思维至关重要,但知识测试本身不太适合评估临床思维		
理解和应用专业理论知识	书面或电子	主观题	
		简答题	Rademakers 等(2005)
		临床思维问答题	Groves 等(2002)
		病例摘要书写	Dory 等(2016)

续表

Miller 金字塔原理层次	形式	特定方法	选定的参考资料
理解和应用专业理论知识	书面或电子	必答选择题	
		拓展匹配题	Case 和 Swanson（1998）
		脚本一致性试题	Charlin 等（2000）
		鉴别诊治矩阵配伍题	Ber（2003）
		基于案例的临床思维试题	详见第七章
模拟演练专业操作技术	标准化模拟	客观结构化临床考试（OSCE）	Sloane 等（1995）；Hawkins 和 Boulet（2008）
		患者评估与管理考试（PAME）	Macrae 等（2000）
实践	口试	病历回顾评估（CSR）及基于案例的讨论（CBD）	Tekian 和 Yudkowsky（2007）；Singh 和 Norcini（2013）
		标准化口试	Tekian 和 Yudkowsky（2007）；Norcini 和 Burch（2007）
		小型临床演练评估	

　　对于基础阶段学生而言，Miller 金字塔原理中"模拟演练专业操作技术"和"实践"相对不那么适用。相比之下，书面或电子测试形式更适用于考核该阶段学生的临床思维能力。因为这种形式便于一次性、批量测试学生，可以设定标准答案并生成可靠的分数。可以说，对临床思维的考查可以较为理想地衡量学生的实际能力。这将在教学目标、教学内容和测试内容之间形成最佳的结构一致性。

　　在基于案例的临床思维教育中，针对数量庞大的待测学生，我们推荐使用书面或是更为理想的电子测试形式来建立一种可靠的考查制度。Van Bruggen 及其同事在一篇关于适用于电子测试的临床思维测试题型的综述文献中确定了 8 种题型（van Bruggen et al.，2012）：脚本一致性试题、拓展匹配题、鉴别诊治矩阵配伍题、案例分析题、简答题、长菜单试题、多项选择题和判断题。多项选择题和判断题被认为是不足以达到考查目的的方式，我们在表 5-2 中添加了另外两种方式并进行简要论述。CBCR 测试结合了各种考查方式的特点，这在第七章中有更加全面的阐述。

　　表 5-2 中几乎所有的测试形式都采用了关键特征法。关键特征的问题集中在解决临床问题的关键步骤上，并可能涉及患者管理中学习者普遍认为困难或关键的问题（Page et al.，1995）。20 世纪 90 年代，关键特征法的发展和应用使

表 5-2　适用于考核临床思维能力的书面或电子测试形式

问题类型	项目和测试的说明	特征及评价
脚本一致性试题（Charlin et al.,2000；Lubarsky et al.,2011)	试题给出一个简短的病例加一个诊断假设，然后提供一个新的临床发现，被试者就这一新的临床发现对假设的影响进行评分，给分范围在-2~2,0分即"没有变化"	参考答案经由专家小组讨论确立。鉴于他们可能持有不同意见，某一具体选项的分数将依据专家意见一致性加权。脚本一致性试题应用范围广泛，但其有效性和实用性常被诟病（van den Broek et al.,2012；Lineberry et al.,2013)
案例分析题（Rademakers et al.,2005)	案例分析题，简答题提供一个简短的案例并要求回答不超过20个字（最好更少)。有预先确定的参考答案和评分细则则辅助打分（例如,0~3分)	根据以前的经验,40~50道题能测出较为可靠的结果（ten Cate,1997)
简答题（SAQ)（Rademakers et al.,2005)		SAQ的主要缺陷在于需要人工评分，需要耗费大量时间和精力。在学生人数多的情况下该缺陷格外明显
临床思维训练试题（CRP)（Groves et al.,2002)	CRP试题包含一个案例，要求被试者回答：①最可能的诊断；②支持或反对该诊断的案例特征；③鉴别诊断（1~3)；④支持或反对该鉴别诊断的案例特征 每个特征有相应的权重（1~3)	Groves等人报道了一个自愿参与的10道题的CRP测试，该测试具有令人满意的可靠性和结构及外部效度，但未报道具体的测试条件（Groves et al.,2002) CRP的主要缺陷在于需要耗费时间进行人工评分。在学生人数多的情况下该缺陷格外明显
拓展匹配题（EMQ)（Case et al.,1998)	有一个主题（例如，"疲劳"），一个选项清单（例如,10~20个诊断或实验室结果），一个引导性问题（"最可能的诊断是什么？""哪一个实验结果是可预期中的？")以及两个或更多的案例	美国国家医学考试委员会常常使用EMQ，但在美国之外的地方并不为人知 一个结果可靠的测试所需的EMQ数量和测试时间是相当大的（多达100个项目,4小时)（Beullens et al.,2002)

续表

问题类型	项目和测试的说明	特征及评价
鉴别诊治矩阵配伍题(CIP)(Ber, 2003)	一份 CIP 是一个(4×4)~(6×6)的表格,第一列是一系列相关(鉴别)诊断,其他列的标题是病史、体格检查、实验室检查结果、X 线结果、临床管理方案及其他类似内容。空的单元格必须从独立的选项列表中选择并填入,使得每一行成为符合逻辑的疾病脚本。填写正确的单元格积分为总和为得分	4~5 个 CIP 测试单元可构成一个可靠的测试。已经可以确定该测试方法的结构效度(Groothoff et al., 2008) 本测试的一个潜在缺点是选项近乎相近可能的编写有较大难度。如果鉴别诊断的疾病脚本过于相近可能会使出题者难以构建有效的选项列表;而如果疾病脚本区别过大的话则可能会大幅度降低考查难度
长菜单试题(Schuwirth et al., 1996)	长菜单试题在电子测试中常作为开放式试题的替代品,附有一列较长的选项清单以减少猜中答案的概率。提前设置好的试题答案与列表选项相匹配可帮助实现智能评分	长菜单试题的缺点是,一个以上的条目同很难被教自动识别,而且如果同时设置多个同测会报错。此外,与多选题的缺点相同,无法为被试者提供提示
案例分析报告(Dory et al., 2016)	待测者会分配到多个用非专业语言记录的病案,包括患者的现病史、既往史和体检数据。他们必须准确地将医学术语(语义修饰语)在几句话之内对病例进行总结,以衡量问题词的代表性,就如同他们会向主治医生汇报的内容一样。评分标准分为三个等级,考查重点是结论语义修饰语的质量和综合素质	这种考查方法与 Bowen 指出的临床思维的必备技能(第四章)非常相符。他们在一项研究结果中报告了这种考查方式,但针对 700 名医学生的 8 个病例汇报考查的考量仍需更多的病例纳入参考。"在评分和可推广性方面良好",但可靠性的考量仍需更多的病例纳入参考。该方法可以是不同考查项目组合的一部分。预测他们的每个评分者的评分时间同为每个病例 1 分钟,可能需要对评分者进行培训。在未来,新兴技术有望辅助这一评分过程

临床思维评估抛弃了传统上针对患者管理进行的全面检查（Page and Bordage，1995）。从关键特征法衍生出来的问题类型具有普遍良好的心理测量特性，最近的一篇综述也证实了这个观点（Hrynchak et al.，2014）。

本章节简要介绍了目前考核临床思维的方法，介绍主要集中在适用于基础阶段临床学生的书面方法。我们承认这一概述是有限的，可进一步参考 Rencic 等（2016）对更加以临床实践为导向的考查方法所作的概述。此外，还有许多关于临床思维能力评估方法的研究，其中有几项采取了科学实验的结局测量方法，可实现特殊需求下的标准化评定。而一些新兴方法，例如基于计算机的测试（Kunina-Habenicht et al.，2015）、虚拟现实测试（Forsberg et al.，2016）、眼动追踪（Kok et al.，2017）、神经影像学（Durning et al.，2015）以及其他复杂方法则还需要进一步评测，才能转化为切实可行的考查方法，以满足 Van der Vleuten 制订的临床思维考查方法的应用标准，即可靠性、有效性、成本效益、教育影响和可接受性以及其他有用的质量衡量指标（van der Vleuten et al.，2005）。

（胡海瑶　陈洺　译，习凯悦　张林　谢红　审）

参考文献

AERA/APA/NCME. (2014). In B. Plake, L. Wise, et al. (Eds.), *Standards for educational and psychological testing*. Washington, DC: American Educational Research Association.

Ber, R. (2003). The CIP (comprehensive integrative puzzle) assessment method. *Medical Teacher, 25*(2), 171–176.

Beullens, J., et al. (2002). Are extended-matching multiple-choice items appropriate for a final test in medical education? *Medical Teacher, 24*(4), 390–395.

Bowen, J. L., & Ilgen, J. S. (2014). Now you see it, now you don't: What thinking aloud tells us about clinical reasoning. *Journal of Graduate Medical Education, 6*, 783–785.

Broek, W. E. S., et al. (2012). Effects of two different instructional formats on scores and reliability of a script concordance test. *Perspectives on Medical Education, 1*(3), 119–128.

Case, S. M., & Swanson, D. B. (1998). *Constructing written test questions for the basic and clinical sciences* (2nd ed.). Philadelphia: National Board of Medical Examiners.

Charlin, B., et al. (2000). The script concordance test: A tool to assess the reflective clinician. *Teaching and Learning in Medicine, 12*(4), 189–195.

Cook, D. A., et al. (2015). A contemporary approach to validity arguments: A practical guide to Kane's framework. *Medical Education, 49*(6), 560–575.

Dory, V., et al. (2016). In brief: Validity of case summaries in written examinations of clinical reasoning. *Teaching and Learning in Medicine, 0*(0), 1–10. Available at: http://ezproxy.usher-brooke.ca/login?url=https://search.ebscohost.com/login.aspx?direct=true&db=mnh&AN=272 94400&site=ehost-live

Downing, S. M. (2003). Validity: On the meaningful interpretation of assessment data. *Medical Education, 37*(9), 830–837.

Durning, S. J., et al. (2015). Neural basis of nonanalytical reasoning expertise during clinical evaluation. *Brain and Behaviour, 309*, 1–10.

Forsberg, E., et al. (2016). Assessing progression of clinical reasoning through virtual patients: An exploratory study. *Nurse Education in Practice, 16*(1), 97–103.

Groothoff, J. W., et al. (2008). Growth of analytical thinking skills over time as measured with the MATCH test. *Medical Education, 42*(10), 1037–1043.

Groves, M., Scott, I., & Alexander, H. (2002). Assessing clinical reasoning: A method to monitor its development in a PBL curriculum. *Medical Teacher, 24*(5), 507–515.

Hawkins, R. E., & Boulet, J. R. (2008). Direct observation: Standardized patients. In E. S. Holmboe & R. E. Hawkins (Eds.), *Practical guide to the evaluation of clinical competence* (pp. 102–118). Philadelphia: Mosby Elsevier.

Hrynchak, P., Glover Takahashi, S., & Nayer, M. (2014). Key-feature questions for assessment of clinical reasoning: A literature review. *Medical Education, 48*(9), 870–883.

Kok, E. M., & Jarodzka, H. (2017). Before your very eyes: The value and limitations of eye tracking in medical education. *Medical Education, 51*(1), 114–122.

Kunina-Habenicht, O., et al. (2015). Assessing clinical reasoning (ASCLIRE): Instrument development and validation. *Advances in Health Sciences Education, 20*(5), 1205–1224.

Lineberry, M., Kreiter, C. D., & Bordage, G. (2013). Threats to validity in the use and interpretation of script concordance test scores. *Medical Education, 47*(12), 1175–1183.

Lubarsky, S., et al. (2011). Script concordance testing: A review of published validity evidence. *Medical Education, 45*(4), 329–338.

Macrae, H., et al. (2000). A comprehensive examination for senior surgical residents. *American Journal of Surgery, 179*, 190–193.

Miller, G. E. (1990). The assessment of clinical skills/competence/performance. *Academic Medicine, 87*(7), S63–S67.

Norcini, J., & Burch, V. (2007). Workplace-based assessment as an educational tool: AMEE guide no. 31. *Medical Teacher, 29*(9), 855–871.

Page, G., & Bordage, G. (1995). The Medical Council of Canada's key features project: A more valid written examination of clinical decision-making skills. *Academe, 70*(2), 104–110.

Page, G., Bordage, G., & Allen, T. (1995). Developing key-feature problems and examinations to assess clinical decision-making skills. *Academic Medicine, 70*, 194–201.

Rademakers, J., ten Cate, O., & Bär, P. R. (2005). Progress testing with short answer questions. *Medical Teacher, 27*(7), 578–582.

Rencic, J., et al. (2016). Understanding the assessment of clinical reasoning. In P. Wimmers & M. Mentkowski (Eds.), *Assessing competence in professional performance across disciplines and professions* (pp. 209–235). Cham: Springer International Publishing.

Schuwirth, L. W., et al. (1996). Computerized long-menu questions as an alternative to open-ended questions in computerized assessment. *Medical Education, 30*(1), 50–55.

Singh, T., & Norcini, J. (2013). Workplace-based assessment. In W. McGaghie (Ed.), *International best practices for evaluation in the health professions* (pp. 257–279). London: Radcliffe Publishing Ltd.

Sloane, D., et al. (1995). The objective structured clinical examination. The new gold standard for evaluating. *Annals of Surgery, 222*(6), 735–742.

Tekian, A., & Yudkowsky, R. (2007). Oral examinations. In S. Downing & R. Yudkowsky (Eds.), *Assessment in health professions education* (pp. 269–286). New York: Routledge.

ten Cate, O. (1997). In A. Scherpbier et al. (Eds.), *Comparing reliabilities of true/false and short-answer questions in written problem solving tests* (pp. 193–196). Dordrecht: Kluwer Academic Publishers.

van Bruggen, L., et al. (2012). Preferred question types for computer-based assessment of clinical reasoning: A literature study. *Perspectives on Medical Education, 1*(4), 162–171.

van der Vleuten, C. P. M., & Schuwirth, L. W. T. (2005). Assessing professional competence: From methods to programmes. *Medical Education, 39*(3), 309–317.

Williams, R. G., et al. (2011). Tracking development of clinical reasoning ability across five medical schools using a progress test. *Academic Medicine: Journal of the Association of American Medical Colleges, 86*(9), 1148–1154.

Woods, N. N., & Mylopoulos, M. (2015). On clinical reasoning research and applications: Redefining expertise. *Medical Education, 49*(5), 543–543.

第二部分
基于案例的临床思维教学方法

第六章
基于案例的临床思维教学操作方法

Angela van Zijl, Maria van Loon, Olle ten Cate

在第一章简述基于案例的临床思维教学后,本章将详述 CBCR 课程的操作方法,为教师和课程开发者尽可能提供 CBCR 课程的全貌。本章源自荷兰乌得勒支大学医学中心多年经验,可能与其他一些使用 CBCR 的机构有所不同,读者需结合自身需求和条件加以修改应用。

课程设置

分组安排

CBCR 以小组形式开展,每组 10~13 名学生。比如在乌得勒支大学,一个班 300 名学生,分成 24 组,每组 12~13 名学生是比较科学的。如所有小组须在 1 周内完成 1 次 CBCR 课,则可将 1 次课分为 4 轮,每轮 6 组在 1~2 天完成(例如,第 1~6 组 9:00—11:00;第 7~12 组 11:00—13:00;第 13~18 组和第 19~24 组安排在下午或次日同一时间)。这样每轮可安排相同教室和导师,同时可避免组间信息交换,尽可能保持学生对案例的新鲜感。患者后续信息在课中提供,课前应保密。

年度排课

1 年安排 10 次 CBCR 课为宜,但 20 次也可以。2 次课之间至少间隔 2 周,让学生、导师,尤其同伴教师(参见参与者角色)有充足时间备课。

排课人员应注意 CBCR 课与学生其他课程的冲突,并避免在考试前排课。因 CBCR 课需要应用先前所学知识解决案例问题,故排课时也需重点考虑该因素。例如,关于"气短"的案例,应安排在所有组学生学过呼吸系统生理学和解剖学(最好还包括病理学)之后。

教室、布置和设施

CBCR 课的教室以师生能面对面围坐交流为宜。推荐把桌子拼成方形,每边放 2~4 把椅子。同伴教师最好挨着彼此坐,导师坐在角落,以淡化教师角色。教室应配备黑板或白板,没有的话可用翻页白板挂纸替代。在组内互动时,可以用来书写诊断假设、病史、症状体征及检查结果等,方便于构建临床思维。

现在电脑投屏用得越来越多,例如,在上课时按需要投屏展示新获得的患者资料;在讨论时直接用电脑代替黑板书写并投屏,但一块老式黑板同样方便。

导师

导师(参与 CBCR 的教师)应是临床医生,可从各临床科室招募。他们不必有丰富临床经验,基础阶段的学生小组,选择对教学感兴趣的住院医生甚至毕业前后的实习生来当导师就很好(Zijdenbos et al.,2010,2011)。但如果 CBCR 课涉及高年级医学生参与,选择更有经验的临床医生当导师更好。

为保障小组稳定运行,建议一位导师能指导一个小组一整年。案例的导师手册应包括所有问题的答案,让任何非本专业医生都能顺利带教低年级医学生的 CBCR 课。

案例资料

CBCR 书面案例资料包括 3 个版本:①学生版,包含学习目标、学习要求、案例介绍和问题;②同伴教师版,在学生版基础上多了附加信息、提示信息及课中根据时机发放的患者资料;③导师版,在同伴教师版基础上,增加背景信息和所有参考答案。

所有学生在首次上课时会同时拿到所有学生版资料(在线下载更方便)。导师会在每次课后,将同伴教师版资料发给下次课将担任同伴教师的学生。

一次 CBCR 课

一次 CBCR 课最短为 105 分钟,最长为 150 分钟。一次课一般讨论 1 个病案(有时 2 个)。一次课最好安排 3 位同伴教师,2 位也可,但不建议只安排 1 位,1 位易致讨论不可控,而超过 3 位则无必要。年初或开课前留够时间,提前发放学生版案例,并指定和案例主题相关的文献,让所有学生提前阅读准备,这类文献以临床实践指南和全科手册为宜。所有学生必须阅读推荐文献(应能在数小时内完成)和病案介绍,准备好该案例的前几个问题,充分讨论到必须拿到新的患者信息才能继续的程度。

每次课由 3 位学生轮流担任同伴教师,同伴教师能获得更多病案资料,因此能引导小组完成案例学习。虽然导师(临床老师)也要出席,但只扮演真正的顾问角色:幕后观察、回应问题,只在需要澄清事实和推进小组讨论进程时打断讨论。

上课时,先请1位同伴教师大声朗读病案开始部分、介绍患者情况及其主诉。接着讨论第 1 个问题,同伴教师随机请学生给出答案和解释。同伴教师收集并判断所有答案,确保这些答案是有利于小组讨论进展的。如小组陷入困难,可按同伴教师手册给予提示。

课中,同伴教师通过适时发放新的患者资料来推进讨论。通常会由 1 位同伴教师进行简短的讲课(5~10 分钟),总结案例基本特点,一般是病理生理机制或诊断检查相关背景信息。

在一次课结束时,由 1 名未担任同伴教师角色的学生(通常随机选择)做总结(2~3 分钟),类似临床上交班时的病史总结。

参与者角色

在首次 CBCR 课前,所有学生都应熟悉规则。可以专门安排一次“课程介绍”课。

学生角色

学生必须提前阅读案例相关主题内容,并准备好案例的前几个问题。因为对患者情况了解有限,他们很难预料案例会如何进展。因此,他们必须通过患者主诉来熟悉相关内容,以获得足够多的背景信息支撑后续讨论。

学生应该知道这种教学方式需要积极发言。将思维语言化有助于临床思维能力的形成,尽管这些思维以后都会变得常规、流程化和自然而然(Schmidt et al., 1993)。

同伴教师角色

学生在 1 年的 CBCR 课中有 2~3 次机会担任同伴教师,要扮演教师必须做好充分准备。

同伴教师必须参考同伴教师版案例资料中的提示信息,提前熟悉患者病情。在课中应择机向学生提供这些提示,引导他们完成案例。

课中,同伴教师要保证每个学生都能积极参与讨论。可以让学生轮流发言,或点名让相对沉默的学生发言。通过观察学生记录在白板上的信息来判断学生解决案例问题的情况，并让学生解释理由。同伴教师应使用表格来清晰概括问题解决情况，见表 6-1。

表 6-1 CBCR 课中通过症状体征来鉴别诊断

在每个框格内填写：+、=或–	假说			
	1. ……	2. ……	3. ……	4. ……
病史发现 1				
病史发现 2				
病史发现 3				
体格检查 1				
体格检查 2				

3 位同伴教师可以在课前和课中进行分工。可以 1 位负责提问，1 位负责提供额外信息或提示信息，1 位在每个问题或讨论后按需总结。3 位都要提前熟悉所有这些角色，在课中定时切换分工。

导师角色

导师负责监管 CBCR 课，记录出勤，总体评估学生参与情况，向学生和同伴教师提供反馈并填写评估表，给下一次课的同伴教师发放同伴教师版案例资料。

在 CBCR 课堂上，导师最重要的作用是根据同伴教师的引导质量适时干预。这和多数教师熟悉的传统课程及其他许多以教师为中心的教学形式有很大不同，在传统课程中，教师是主要信息来源，以"教"为主。比较接近的是 PBL 中的导师角色（Barrows et al.，1980），但 PBL 导师不一定是临床医生，对临床经验的要求没有 CBCR 导师那么高。CBCR 主要由同伴教师主持课程和讨论，导师只在讨论陷入混乱时通过提问帮助学生理清思路，或在学生忽略重要流行病学史、考虑罕见和外来病时，发表自己的看法给予引导。当导师真正做到非必要不干预，才能最大程度激发同伴教师主持引导小组，才能释放学生主动性来活跃临床思维。当然，小组确有问题咨询导师时，他们可以回答。

大多数 CBCR 课程都要求导师记录每次课的出勤情况，课程负责人会定期收集出勤表统计每位学生的出勤情况。

学生的课前准备情况和课中参与小组临床思维过程的积极程度应作为评分点，并将分数计入最终成绩。导师了解小组动态，掌握小组成员的参与情况，有助于决定何时介入引导，以及如何为学生评分。

每次课后,3 位新同伴教师会收到下个案例的同伴教师版资料,为下次课做准备。1 个组 12 人,9 次课,每次课 3 位同伴教师,学生每 4 次课会担任一次这个角色,每个学生至少可以担任两次。导师负责同伴教师的安排,确保每个学生都能定期完成同伴教师任务。第一批同伴教师在“课程介绍”课上或课后收到第一次课的同伴教师版资料,之后由导师在每次课后发放。“课程介绍”课上也会介绍 CBCR 的操作流程。

为持续改进课程质量,导师可在课中或课后向课程负责人提供案例相关的书面反馈,如语言错误、专业问题或教学方法改进建议等。

CBCR 课程管理

要在教学计划中增加 CBCR 课程,需要像其他课程一样,安排一名课程负责人。其职责包括排课、准备和发放导师和学生资料、收集出勤和评估记录、培训师生、建立师生联系、每年评估和更新案例资料、准备和管理考试。在荷兰乌得勒支大学医学中心,课程管理由 3 人团队完成,把 300 名学生分为 24 个小组管理,大约需要 0.2 个全职人员的工作量。

课程负责人应确保本课程与其他课程或考试没有时间冲突。建议将学生随机分组,在课程期间小组成员应保持不变,提升小组稳定性,这样学习相对困难的学生能向他人学习,学习较轻松的学生在阐述自己想法的过程中也能提高。

课程负责人应确保所有导师和学生都收到相应版本的课程资料,要避免学生看到导师资料,否则可能会影响课堂上正常的临床思维过程。导师还会拿到同伴教师版资料、出勤登记表、学生评分表以及课程评估表。在乌得勒支大学医学中心,每组学生会在第一次课举着写有名字的纸条拍一张照片,用以帮助导师把学生名字和样貌对号入座。导师要搞清楚哪些学生是同伴教师,并确保所有学生履行相应角色职责。

给导师的资料袋中还应有一份通用 CBCR 学习指南,包括学生版课程介绍、课程规章制度(详见第十章)。在某些 CBCR 案例中,还可以放一些给导师看的参考文献。

课程负责人的职责之一是招聘和培训导师。新导师必须熟悉课程要求和操作流程。可以每年举办一次教师教学发展工作坊,通过讲授和讨论来培训新导师(详见第九章),可以请学生志愿者模拟 CBCR 小组讨论,让新导师练习或观摩。

与新导师一样,学生在开课前也不熟悉 CBCR。每年需要举办一次学生培训(可以为纯讲授形式),详细介绍开展 CBCR 的目的和操作方法,一定要把具体操作细节讲透彻,例如,同伴教师和普通小组成员各自具体要做什么、学生课前需做哪些准备、课中讨论如何开展、期末如何考试等。应该向导师、同伴教师、小组成员解释各自的任务,CBCR 与其他课程的不同。必须要向学生强调,CBCR 是以学生为主导的,课堂效果取决于学生课前是否做好充分准备。

CBCR 课程负责人要全程跟进案例的编写。所有案例都应由相应领域的专家撰写和修订,或至少由他们严格审查。最好能安排专人对文字进行润色(详见第八章)。

课程负责人还要负责考试设计、管理、结果分析和反馈,必要时可请编写案例内容的专家协助(详见第七章)。

由高年级医学生担任导师的 CBCR 课程

乌得勒支大学医学中心近年由毕业年级(六年级)的医学生担任二年级医学生 CBCR 课程的导师。实践证明这种高 4 个年级的高年级学生导师的模式是成功的。乌得勒支所有毕业年级医学生都会有为期一周,包含几个模块的教师培训必修课(Zijdenbos et al.,2011),其中一个模块即是至少一次二年级医学生的 CBCR 课真实教学经历。高年级学生导师在接受完整的导师培训后,会收到导师版案例资料(Zijdenbos et al.,2010)。课中以 15 名学生为一组,课前要准备,课后要汇报。导师职责包括引导同伴教师和小组成员积极讨论、评估学生表现并评分。所有毕业年级学生都必须参与这种教学,通常两人一组,在 24 组之一的 9 次课中带教 1~2 次。在排课上,保证每个二年级医学生小组都能安排到高年级学生导师。自 2006 年该模式启动以来,六年级和二年级学生对他们分别作为临床思维训练的"教方"和"学方"经历一致好评(Zijdenbos et al.,2010)。

有效性证据

如前所述,CBCR 课程在数十年的实施过程中广受好评,学生评分普遍很高。毫无疑问,学生和学校都认为这类课程很有价值,但尚无将这种感受量化的比较研究。原因是该课程模式已在所有学生中开展,且该课程并未用于替代其他有类似教学目标的课程,所以没有合适的对照组。换句话说,针对同一批学生,没有其他教学方法进行效果比较。由于方法和混杂问题,比较有和没有 CBCR 课程的教学计划的效果也很困难。但 1996 年 Schmidt 等对教学计划进行了比较研究,结果显示在基础阶段二年级和三年级的医学生中,"阿姆斯特丹组"比其他两所大学表现更佳(Schmidt et al.,1996)。"阿姆斯特丹组"当时的教学计划引入了 CBCR 课程,也就是后来乌得勒支大学医学中心 CBCR 课程的前身(ten Cate,

1994)。Schmidt 等发现的差异很可能与其教学计划中的 CBCR 课程有关。虽然这只是推测,但也没有其他更好理由解释为什么"阿姆斯特丹"教学计划培养的学生,在基础阶段临床思维表现更好。

最后,最近的研究发现,在培养基础阶段学生对疾病知识的掌握情况(CBCR 课程目标之一)方面,学生对在 CBCR 课中学过的疾病比未在 CBCR 课中学过的疾病掌握情况更好(Keemink et al.,2018)。

(高慧 译,张云帆　霸坤仪　姚巡　卿平 审)

参考文献

Barrows, H. S., & Tamblyn, R. M. (1980). *Problem-based learning. An approach to medical education.* New York: Springer.

Keemink, Y. et al. (n.d.) Illness script development through Case-Based Clinical Reasoning training. *Submitted.*

Schmidt, H. G., & Boshuizen, H. P. A. (1993). On acquiring expertise in medicine. *Educational Psychology Review, 5*(3), 205–221.

Schmidt, H., et al. (1996). The development of diagnostic competence: Comparison of a problem-based, and integrated and a conventional medical curriculum. *Academic Medicine, 71*(6), 658–664.

ten Cate, O. (1994). Training case-based clinical reasoning in small groups [Dutch]. *Nederlands Tijdschrift voor Geneeskunde, 138*, 1238–1243.

Zijdenbos, I. L., et al. (2010). A student-led course in clinical reasoning in the core curriculum. *International Journal of Medical Education, 1*, 42–46.

Zijdenbos, I., Fick, T., & ten Cate, O. (2011). How we offer all medical students training in basic teaching skills. *Medical Teacher, 33*(1), 24–26.

第七章
使用 CBCR 测试考核临床思维

Olle ten Cate

　　和其他医学课程一样,为基础阶段学生开设的 CBCR 课程也应该用合理的考核方式评估学生的课程目标完成度。许多学生在学习时都会反复思考一个问题:我如何做才能通过这门课的考试? 这个思考会决定学生如何学习,这提示我们,考核应与教学目标保持一致,这样我们考的就是我们希望学生能掌握的(Biggs,1996)。如果要测试学生的临床思维能力,考试就不能采用侧重知识考核的四选项单选题或判断题,这会让学生重走生物医学知识学习的老路(偏记忆),如前所述,这和 CBCR 课中围绕患者诊治开展的学习方法形成鲜明对比。CBCR 考试应更聚焦于评估临床思维能力,但也要认识到生物医学知识对临床思维能力的重要性。它应这么提问:现阶段考虑哪些鉴别诊断? 如考虑诊断 X,你认为查体应有何发现? 现阶段你会给该患者安排哪些实验室检查(从备选列表选择)? 换句话说,在评价临床思维时,更多选项的多项选择题比标准四选项单选题好。

乌得勒支大学医学中心设计的 CBCR 测试

　　2010 年,乌得勒支大学医学中心专为 CBCR 课程设计了一套考核方法,并沿用至今。设计初衷是让考试尽可能既符合 CBCR 课上所学的内容,又能考查学生未来诊治患者所需的临床思维能力。

　　案例试题都按接诊流程编排,先是案例标题,包含医生接诊时患者的基本信息(年龄、性别和主诉),之后是简短的病例引子,再呈现一系列病例相关问题。

　　第五章所述的各类题型的特征归纳如下:

　　(1) 选项相对较多,如拓展匹配题(EMQ)、长菜单试题。

　　(2) 注重鉴别诊断考核,如基于"分支剧情"的"鉴别诊治矩阵配伍题"。

　　(3) 随信息收集修正诊断假设,如脚本一致性试题。

　　乌得勒支大学 CBCR 测试的首要特点是:考试围绕患者诊治开展。考试形式是题干给出一个患者信息和多个选项清单（诊断假设、病史、体格检查结果、诊断性辅助检查结果、诊疗措施等），之后给出主诉、后续病情及对应的一系列问题，每个问题都从提供的选项清单中选择答案。CBCR测试案例不用太多，但要有足够大的覆盖面，避免案例太偏。CBCR测试有如下特点。

测试应基于课堂讨论过的案例

为低年级医学生开设CBCR课的一个重要目的是让他们对一些常见疾病形成基本印象。因此，乌得勒支大学CBCR测试考核课堂讨论过的病例。在医学课程早期，一般不关注也不考查学生的"学习迁移"能力（即通过学习某一病例而获得处理其他病例的能力）。事实上，密切围绕所学病例进行考核的另一目的，是通过准备考试和考试本身强化学生对所学疾病脚本的掌握。对高年级医学生来说，他们的长期记忆中已经"存储"了疾病相关基础知识，建议用没有讨论过的案例，逐步考核更宽泛的临床思维能力。但这不是基础阶段学生CBCR期末测试的目的。

病例、选项列表和临床情境设计

病例摘要是试题的题干。试题先给一个简短病例概述，通常类似患者在门诊、急诊或其他地方就诊时的主诉，就像CBCR教学案例的开始部分。随后会有数个选项列表，每个列表包含5~25个甚至更多个选项，列表包括以下九类：

(1) 诊断；

(2) 问诊项；

(3) 问诊结果（病史）；

(4) 查体项；

(5) 查体结果（体征）；

(6) 辅助检查项；

(7) 辅助检查结果；

(8) 处理措施；

(9) 预后。

一般一个病例只用4~5个列表。"问诊项"和"问诊结果（病史）"的区别是：前者的题目是"接下来要问的两个最相关的问题是什么？"而后者的题目是"如考虑诊断X，你认为最可能存在哪三个病史？"（或类似问题）。"查体项/结果"和"辅助检查项/结果"的区别同理。每个题目的正确答案数量可多可少，由命题者决定，且应明确告诉考生，例如，"根据你对该患者的了解，你希望获得哪四项实验室检查结果？"但正确答案数量不应超过选项列表备选项数量的三分之一，正确答案占比尽可能少,以降低"猜对"的概率。

试题一般围绕病案的开始部分进行鉴别诊断,但也可能会有一到多个分支情境。分支情境是指最初设定(年龄、性别、主诉和病案开始部分)与同一患者一致,但从起病到结局走向有所不同。分支情境一般是这样的,"情境 B:假设该患者胸部影像学检查显示左下肺有包块,列表(1)诊断中哪两项最有可能?"或"情境 C:假设该患者胸部影像学检查未发现异常,列表(1)诊断中哪两项最有可能?"病案标题、病案开始部分和所有选项列表都是同一套,但正确答案(数)可不同。

在实际考试中,大多数案例都包含 1~3 个分支情境。如果是单情境,则不使用"情境"一词。

CBCR 测试质量分析(自 2010 年以来)

从 2010 年 12 月到 2017 年 4 月,CBCR 测试共实施了 14 次,平均每次使用约 12 个病例 50 道试题(每个病例约 4 道试题),共考评了约 300 名学生。一次 CBCR 测试平均用时不到 1 小时,测试信度均值可达 0.73(Cronbach's alpha)。在为期 8 个月的 CBCR 课程中,我们进行了两次 CBCR 测试(分别在 12 月和 4 月),合并计算了两次测试的分数得到最终成绩。将这一最终成绩与一项包含 24 个病例、用时 2~2.5 小时、估算平均信度为 0.84(Spearman-Brown 公式估算)的测试(即关键特性测试)进行比较,发现 CBCR 测试比关键特性测试更令人满意,也更高效(Page et al.,1995)。

试题中的案例主要来自 CBCR 课小组讨论过的案例,少量来自课堂讲过的案例。本章不详述课堂案例,因为只涉及少量试题,但这些案例在大班教学中可以用于类似的临床思维考试(Borleffs et al.,2003)。因为 CBCR 课用过的案例内容都很丰富,考试时可以设计全新的题目,几乎不用讨论过的问题。

电子版和纸质版测试

所有 CBCR 测试均为电子版(仅一次例外)。第 1 版的 CBCR 测试很简陋,考生使用通用密码登录后,一个案例的所有试题都在一个页面上:屏幕左侧是一系列问题和答题框;屏幕右侧是所有选项列表(每个选项对应一个 3 位数代码),考生在屏幕左侧相应答题框处输入选项对应的代码答题。考试结果导出为电子表格文件,用于后续统计分析(使用自编电子表格分析程序和统计软件)。

第 2 版 CBCR 测试软件相对专业,用复选框代替了空白答题框。目前已有商业考试管理软件支持兼容 CBCR 测试需求。

乌得勒支大学 CBCR 测试的局限性

乌得勒支大学 CBCR 测试有其局限性。临床思维中最常见的问题是"最可能的诊断是什么",因为有备选项作提示,所有针对这个问题的非主观题型都有些按图索骥。脚本一致性试题和鉴别诊治矩阵配伍题则直接放弃了这个问题,在题干就给出了诊断假设(Charlin et al., 2000; Ber, 2003; Groothoff et al., 2008)。CBCR 测试的试题,命题者(item writer)可以让选项尽可能多,从而增加猜测难度,这种方法类似拓展匹配题和长菜单试题(Case et al., 1998; Schuwirth et al., 1996)。一般推荐的选项数量为 20 个,在实际考试中,一般都少于 20 个,但偶尔也会多于 20 个。

乌得勒支大学 CBCR 测试未能实现的另一个功能是,评估一串相互关联的临床思维试题及考生答案,并根据考生前一问题答案自动调整后一问题的题目或判分策略(比如,考生在第 1 题选了 X,那第 2 题题目或判分策略会相应变化,即自适应考试)。如考生对某题的回答建立在前一题错误答案基础上,但 2 个答案间有正确的逻辑关系,那么该题的判分会有不同。如果临床思维推理链很长,那么涉及分支变化就会很多很复杂,难以评估。在 CBCR 测试中使用的平行分支情境,能适当弥补这一点。平行分支情境试题会以"假设……"开头,例如"假设辅助检查 Y 的结果是 X,那最可能的诊断又是什么?"

最后,现行 CBCR 测试不能对单个题目内的选项按权重排序(比如"请列出三个鉴别诊断并按可能性大小排序"),只能通过多个题目来实现(如"最可能的诊断是什么"和"说出另外两个鉴别诊断")。当然这只是技术限制,未来可以通过更新考试软件解决。

乌得勒支大学 CBCR 测试规则

乌得勒支大学每年组织两次 CBCR 考试,成绩各占 50%。学生考试成绩和课堂表现(作为学生和同伴教师角色积极参与)共同构成最终成绩。我们认为考试成绩占 88%、课堂表现占 12% 较为合适。本章不赘述如何计算课堂表现(详见第十章学习指南模板)。未通过课程考核的学生有一次补考机会。

CBCR 测试效度

自 2010 年实施至今的乌得勒支大学 CBCR 测试的内容效度无可争议,因为考的都是上课讨论过的案例,内容也是全覆盖,但其结构效度有待研究。

实例

表 7-1 是一个将 CBCR 教学案例设计成 CBCR 测试的例子。在考试时,问

题的呈现形式可能与教学时不同。学生作答时,要保持案例开始部分持续可见,其他图表信息,如患者照片、影像检查结果等,可只在需要时提供。

表 7-1　CBCR 案例转换为 CBCR 测试实例

病例　36 岁头痛女性

一位 36 岁女性因严重头痛就诊于家庭医生

情境 A

患者诉弥漫性钳夹样头痛频发 1 个月,去年工作繁忙时也曾有过类似症状,查体未见异常:

1. 最可能的诊断是什么? 从"诊断"列表中选择 1 项

2. 为明确诊断,应行什么辅助检查? 从"辅助检查项"列表中选择 1 项

3. 目前恰当的处理措施是什么? 从"处理措施"列表中选择 3 项

情境 B

假设该患者近 2 个月有过数次严重头痛,既往也有类似情况,无发热:

4. 你考虑的诊断之一是偏头痛。如该诊断成立,你认为该患者应有哪些病史表现或特点? 从"问诊结果(病史)"列表中选择 5 项

假设你考虑诊断为"丛集性头痛":

5. 有哪些体征可能支持该诊断呢? 从"查体结果(体征)"列表中选择 2 项

情境 C

基于病史和体格检查,你考虑诊断为颞动脉炎或丛集性头痛:

6. 哪些辅助检查有助于鉴别二者? 从"辅助检查"列表中选择 2 项

"诊断"列表	"问诊结果(病史)"列表
急性青光眼	酒后发作
迟发性酒精性头痛	持续时间:1~2 天
止痛药头痛	持续时间:数分钟
脑肿瘤	持续时间:数周
丛集性头痛	1 周前首次癫痫发作
牙源性头痛	月经时发作
脑炎	晨吐
低血糖症	疼痛取决于体位
流行性感冒	疼痛是双侧的
脑膜炎	疼痛是钳夹样的
偏头痛	疼痛是搏动性的
外伤后头痛	疼痛是单侧的
先兆子痫	疼痛是突然发作的
屈光异常	患者有牙齿问题
鼻窦炎	患者怀孕 8 个月

续表

蛛网膜下腔出血 硬脑膜下或硬脑膜外血肿 颞动脉炎 紧张性头痛 三叉神经痛	患者怀孕 8 周 患者对光和噪声比较敏感 患者恶心、呕吐 患者眼前出现闪光 患者大量使用止痛药 最近性情有变化
"查体结果（体征）"列表 视力下降 发热 血压升高 泪液分泌增加 瞳孔缩小（瞳孔收缩） 颈部僵硬 神经损伤 颞动脉触诊疼痛 意识水平下降	**"辅助检查"列表** 颞动脉活检 细胞计数与分化 CT 血管造影 CT 扫描或 MRI 扫描 脑电图 红细胞沉降率 无须检查 颈部/头颅 X 线
"处理措施"列表 讨论减轻压力的措施 头痛日记 转专科门诊 转急诊 强力止痛药（阿片类） 观察，症状加重再复诊	

试题评分（阅卷）

　　学生考完后，会生成一个包含所有答案的文件，一般是电子表格文件，每个学生的答案为一行，每道题的各选项为一列（图 7-1）。计分单位是选项。比如，病例 1 情境 A 的第 1 题的诊断列表中出现 4 个选项，则所有学生都会有 4 个答案。每道题计分可为 0 到 4 或 5 分（取决于该题要求选择的选项数量）。出于心理测量学目的（Cronbach's alpha 信度计算和试题分析），以试题作为分析单位（有争议，也有人提出以剧情或案例作为分析单位）。与任何考试一样，我们建议对 CBCR 测试也要进行试题分析，以确定是否存在无效试题，在公布最终成绩前可以删除，并换一种方式来计算最终成绩（译者注：可能因为试题分析的结果而对成绩进行了调整或标准化处理；如试题分析显示该试题质量、信度、效度存疑，则

	病例1					病例2				
情境	情境A			情境B		情境A			情境B	
试题	1	2	3	4	5	6	7	8	9	10
选项	a b c d	a b	a	a b c d	a b c	a b c	a	a	a b	a b c d
学生1										
学生2										
学生3										
……										

图 7-1　用于分析的数据格式样表

可能在计算成绩时该题不计分)。乌得勒支大学的办法是先计算每道题的平均猜对率(如 20% 或 25%),用满分乘以这个猜对率作为最低分数。例如,50 道试题120 个正确选项的考试,平均猜对率为 21%,则最低分为 $120 \times 21\% = 25.2$ 分。用满分 120 分减去最低分,就是学生的实际得分范围(在 0 到 95 分之间)。因为我们将两次 CBCR 考试分数(占 88%)和课堂表现分数(占 12%)加起来作为 CBCR课程成绩(百分制),因此每次 CBCR 考试的分数要折算为 0~44 分。

命题人员自查清单

最后,我们为 CBCR 测试的命题人员提供了一份自查清单。知识框 7-1 列出了一些常见命题注意事项和建议。

知识框 7-1　乌得勒支大学 CBCR 测试命题人员自查清单

1. 病例标题一定要包含患者年龄、性别、主诉和体征/症状。

2. 试题始终要定位于本病案设定的患者(而非一类)。比如,不这样问"有 X 症状的患者总是伴有哪两项体征",而是这样问"根据这个患者的症状 X,在为他查体时,你期望发现哪两项体征"。始终引导学生从患者的角度去思考,在考试时也是如此。"……你期望发现……"是 CBCR 考试题常用句式,是一种带有目的性的典型"假设驱动"思维模式。多数情况下,再加一句"……如该诊断成立"会更好。注意检查答题时是否需要结合案例引子设定的情境来回答,如不需要,那这道题可能就不是针对本例患者的问题(而是一个很泛的问题)。

知识框 7-1 （续）

3. 在编写试题时,要考虑医生是如何获得这些信息的,例如,病史是患者陈述的,体格检查结果是医生看到或听到的,而不是通过语义限定词解释和总结的(避免"患者诉及心血管疾病家族史";使用"有巩膜黄染"而不是"有黄疸")。出院证等医院提供的文书除外。

4. 明确说明要求从列表中选出的选项数量(避免使用"至少"或"最多")。

5. 确保列表中各选项没有彼此重叠或相互包含或明显互斥(比如"<30岁""≥30 岁"和"50 岁"这三个选项不应同时出现在一个列表中)。

6. 编写"病史/体征/辅助检查"结果选项时,应提供具体信息,而不是大概信息(比如用"46 岁"而不用"40 岁以上";用"疼痛持续了 3 周"而不用"疼痛持续了一段时间");再次留意核查这些信息应该如何呈现(是否符合患者及情境的设定)。

7. 在新的问题前,提供一些新的患者信息。如"实验室检查结果发现",后面再提出问题。

8. 如果后面的问题与前文或前面题目给出的信息有冲突,则使用新情境的方式。新情境的第一个问题通常以"情境 B. 假设患者诉及/表现出……"开头。如果不存在这种情况,则不需使用术语"情境"。在给学生的考试说明中必须解释"情境"这一术语的含义。

9. 避免连续提问(例如,在"最可能的诊断是什么"之后,接着问"这个病的两项最佳处理措施是什么"),因为这会让计算机阅卷分析更麻烦,除非使用人工阅卷。解决方法是后一个问题以"假设诊断为 X,那么……"的方式来问,但要注意避免泄露前一题的答案,比如选一个明显不是"最可能的诊断"来问。同样地,在设计"问诊项""体格检查项"和"辅助检查项"等相关题目时也要注意,不要在后续题目或情境设计中暴露前面问题的答案。

10. 考试时,各案例的主要考查点要有所侧重,尽量平衡病史、查体、辅助检查和处理措施等各类试题数量。

11. 在确定每个 CBCR 考试题目前,应由不持有标准答案的同行教师进行审核。其原因是选项列表中可能包含了比预期更多的正确答案。另外建议请几位高年级医学生预测试,这样应该就可以发现试题的主要缺陷了。

（王澎 译,袁欢欢　全祉悦　姚巡　张林 审）

参考文献

Ber, R. (2003). The CIP (comprehensive integrative puzzle) assessment method. *Medical Teacher,* *25*(2), 171–176.

Biggs, J. (1996). Enhancing teaching through constructive alignment. *Higher Education, 32,* 347–364.

Borleffs, J. C. C., et al. (2003). "Clinical reasoning theater": A new approach to clinical reasoning education. *Academic Medicine: Journal of the Association of American Medical Colleges,* *78*(3), 322–325.

Case, S. M., & Swanson, D. B. (1998). *Constructing written test questions for the basic and clinical sciences* (2nd ed.). Philadelphia: National Board of Medical Examiners.

Charlin, B., et al. (2000). The script concordance test: A tool to assess the reflective clinician. *Teaching and learning in medicine, 12*(4), 189–195.

Groothoff, J. W., et al. (2008). Growth of analytical thinking skills over time as measured with the MATCH test. *Medical Education, 42*(10), 1037–1043.

Page, G., & Bordage, G. (1995). The Medical Council of Canada's key features project: A more valid written examination of clinical decision-making skills. *Academic Medicine, 70*(2), 104–110.

Schuwirth, L. W., et al. (1996). Computerized long-menu questions as an alternative to open-ended questions in computerized assessment. *Medical Education, 30*(1), 50–55.

第八章
CBCR 案例编写

Olle ten Cate, Maria van Loon

案例教学是一种很好的教学方法,各专业领域都在使用。做好案例教学,需要教师的充分引导和好的案例设计(Kim et al.,2006)。Dolmans 和 Kim 等专家曾就在医学教育中如何编好案例提供了指南(Dolmans et al.,1997;Kim et al.,2006)。人们认为使用精心设计的案例开展 PBL 比直接讲授更能激发学生的学习热情(Schmidt et al.,2011)。Kim 等专家系统回顾相关文献后认为,要编好临床案例需要体现以下五个核心要素(Kim et al.,2006)。

(1) 相关性(适用学生层次,与教学目标一致,要有场景设定且与案例叙述关联)。

(2) 真实感(模拟真实临床场景,有干扰剧情,病案资料逐渐呈现而不要一次性给出)。

(3) 参与感(内容丰富,多视角,有分支剧情)。

(4) 挑战度(有一定难度,使用对学生而言是新的或非典型的病例,编排合理,可编成系列案例)。

(5) 教学性(考虑之前所学知识的运用,要设计反馈环节,可按需结合一些教辅工具,要设计周全的考核方法)。

CBCR 案例即使做不到全部也应大部分满足这五条要求。有一点例外,Kim 等建议使用非典型病例,但针对基础阶段学生的 CBCR 课,目标是让学生掌握常见疾病相关知识,故我们认为应避免使用非典型病例。基础阶段 CBCR 课程案例如何选择,取决于我们想让学生掌握哪些疾病知识。虽然这个阶段的学生还没有开始临床实习,但案例仍需涵盖重要临床场景为学生奠定扎实的专业知识基础。CBCR 案例必须由在案例所涉领域有丰富临床经验的医生编写,由有 CBCR 带教经验的导师或课程开发者做适当修改。本章介绍如何编写 CBCR 案例。

概述

CBCR 案例先要有一段案例简介,交待场景,模拟临床医生接诊情况。有时一次课可同时讨论两个案例,患者表现相似,但诊断不同。偶尔一个案例也可能分两次课来讨论。场景可以选择社区、急诊、门诊或病房。简介之后,是案例描述、需讨论的问题和任务,还要准备进一步的病史、查体或辅助检查结果等,让同伴教师根据讨论进展适时分发并大声朗读。一个完整的病案包括从起病到治疗后随访的全过程。我们编写的案例通常只关注其中的关键环节。案例描述应尽可能结合相应的(病理)生理背景和基础学科知识,如解剖学、生物化学、细胞生物学和生理学等(以符合这个阶段学生的知识背景)。

案例的三个版本

CBCR 案例除学生版和教师(导师)版外,还要有介于二者之间的同伴教师版。CBCR 课由 2~3 名同伴教师引导,他们需要更多资料来组织讨论,但因为他们也要训练临床思维,所以不能获得完整的答案。导师应掌握所有答案。

学生版

学生版包括学习要求、案例开始部分及几个需讨论的问题。学生版要求包括该病例的学习目标、课前准备需阅读的文献、课前需回答的问题。学生版资料发给所有学生(含同伴教师)。

同伴教师版

同伴教师版在学生版基础上有所扩展。只有担任下次课同伴教师的学生才能提前获得该版本,他们在下次课前不得分享给其他学生。

该版本包含对每个问题的提示和操作指南,在不直接透露答案或诊断的情况下,引导学生找到正确答案。操作指南的内容是告诉同伴教师针对每个问题如何组织讨论:使用表格或幻灯片、角色扮演,或如何引导学生说出自己的依据。该版本还包含需要同伴教师在讨论中适时发放的资料,比如患者进一步的问诊、查体、辅助检查结果和处理原则等。最后,大部分案例会给同伴教师安排 1 次 5~10 分钟的小讲课任务,主要是相关病理生理学知识或有关辅助检查的解读。

导师版

CBCR 案例导师版最完整,在同伴教师版全部资料基础上,增加了所有问题的详细答案,详细到非本专业医生也能使用。

选择 CBCR 案例主题

选择 CBCR 课程的案例时,要考虑以下几点:

(1) 纳入重要常见临床问题,能涵盖学生后续进入临床实习时所需掌握的疾病知识。

(2) 不常见但较严重,不处理会有较大风险的,也可纳入。

(3) 要有教学价值。有足够丰富的资料来支撑一次课,最好既偏向临床,又有基础知识应用。

(4) 案例要覆盖多个临床学科,让学生体会临床思维在学科间是通用的。

(5) 以伦理或医患沟通为主的案例不太适合,因为 CBCR 主要目的是训练学生临床思维,而非让他们了解非医学的或伦理的问题。

案例可能源于真实患者,根据教学目的改编。案例可由全科医生或专科医生编写,但都应侧重各种常见症状。尤其专科医生要注意,多数患者去社区医院就诊时尚未确诊,还无法判断属于哪个专科。因此案例编写应以患者症状为中心。

值得注意的是,常见的症状(如"头痛")可能最终被确定为一种不太常见但又很重要的诊断(如"脑膜炎")。临床思维的目的是全面考虑各种因素。案例可以采用多分支多结局剧情(如"如果实验室检查结果显示没有感染,你又考虑什么诊断?")。这些疾病之间的相互关联和鉴别关系最终要在学生脑中形成一张网(译者注:临床医生的诊断思维,除准确但缓慢的临床思维外,还包括易错但快速的模式识别、直觉、联想等)。因此讨论鉴别诊断和采用多分支剧情(译者注:类似使用决策树进行决策分析)十分重要。

CBCR 课程可延续多个学年,案例难度应照顾不同学生层次。第一年新生对疾病还没有认知,还不知道如何鉴别诊断和采集病史。在一年级开设 CBCR 课程并非不可,但只能用简单案例,推理过程可能相当长。案例难度应逐年增加,案例讨论时间应逐年减少。高年级学生可以在一次课讨论两个或以上的案例,或采用有多分支剧情的案例。无论针对哪个层次的学生,CBCR 案例一般要包含从患者就诊到确定诊疗计划这一完整过程。

带注释的 CBCR 案例模板

我们在下方提供了一个案例编写模板。除非内容不合适,我们建议所有案例都采用同一模板同一格式,以免因不必要的案例呈现格式改变导致学生分心。下方提供的模板是经乌得勒支大学多年应用验证的,可以直接复制使用(无须复制括号中的注释),也可根据实际情况适当修改。

段落标题统一使用粗体字

［注释及解释放括号内］
该模板只是示例。可根据案例内容、编者偏好或教学需求适当调整。

标题:年龄……性别……主诉

［CBCR 标题应尽可能简短总结患者情况,通常包括年龄、性别和主诉或问题。例如,标题不能是"气紧",可以是"23 岁男性突发气紧"。］

简介和学习目标

［此部分给出病例简介,但需要学生通过案例讨论整理的内容不能在此出现。此部分还可介绍本次课学习目标。还可给出患者这类问题的发病情况或流行病学信息。］

课前准备

学生需要在课前准备以下问题:

［在此处说明学生应在课前预习哪些资料和回答哪些问题。预习资料包括之前学过的课,指定的参考文献、网站等。学生角色需要预习的资料要比同伴教师角色少。一个案例,学生角色一般要准备 2 小时,而同伴教师为 4 小时。让学生花几天时间准备一个案例不合理,也不会有学生去做,所以课前准备安排要合理。

所有学生需在课前准备一些问题的答案,课堂上,在同伴教师发放新资料前,都是讨论这些问题。同伴教师发了新案例资料后,才会有新的问题。这些新的问题就需要学生基于前期准备来推理解决了。］

评分

［此处介绍课堂参与情况如何评分。］

建议的时间分配

[在2小时的课上,应给出每个问题的预计讨论时间。这样可以避免在讨论前面几个问题时耗时过多导致没有足够时间讨论后面的问题。]

CBCR 案例

第一阶段:发放"病例摘要"资料

案例

[这部分开始就正式进入案例讨论环节。"阶段"是指两次资料发放之间的这段时间。"阶段一"一般先给出一段50~200字的简介或引言,用于介绍医生开始问诊前患者自己诉说的经历、问题、感受或明显的症状。也就是说,这部分信息完全是患者告诉医生的,而不是医生问的。该环节旨在引导学生开始思考如何问诊来获取更多患者信息。阶段一还应介绍医生的科室、职位和诊疗场景。

例如,"你是一名全科医生。今早,一名15岁男生在母亲陪同下到你的诊室就诊。他昨天下午足球比赛后左腿肿了个红包,痛得一晚上没睡着"]

(译者注:这部分案例的描述一定要以普通人视角来描写,语言越混乱越朴实琐碎越好,这样才能模拟真实临床场景中接诊真实患者的场景,借此锻炼学生从杂乱信息中抓住重点、理清思路、开始针对性问诊的能力。)

问题1　用自己的话陈述患者最主要的问题可能是什么?

[这个问题应代表性地反映医生的第一想法,即你能首先想到哪种或哪类疾病?]
提示信息(同伴教师版)

[同伴教师版资料中,在每个问题后面要为同伴教师准备一些提示信息。这些信息在学生版资料中没有,但导师版资料中有。提示信息通常不直接透露问题答案,而是帮助同伴教师推动小组讨论进程。如问题特别难,可提供参考资料。

提示信息会给同伴教师提供一些教学策略方面的指引,例如:务必等小组成员回答问题后再对其答案做出回应,必须要让小组每个人都进行思考。如果同伴教师或导师直接给答案,学生就不会积极参与了。]

参考信息(导师版)

[在导师版资料中,还要针对每个问题给导师提供一些参考信息,包括答案(答案变体)和解析。

要注意,导师虽然是临床医生,但案例内容不一定属于他的专业。所以必须提供基本的背景信息,这样学生讨论受阻时可从导师处获得帮助。还可以提供一些参考资料,但因为不是即时信息,可能对讨论帮助不大。]

问题2 列出目前你们基于病理、症状和体征得出的全部诊断假设,并分为三类(Ⅰ:可能性大;Ⅱ:可能性小;Ⅲ:不太可能,但不能排除)。

[在获得问诊、查体和实验室检查资料之前,临床思维只能靠猜测假设。以上示例问题,就是用于训练学生提出诊断假设,并判断可能性大小。]

提示信息(同伴教师版)

[可以给同伴教师提供一些笼统的病因,例如:心血管和代谢性疾病等。]

参考信息(导师版)

[导师版可以给出一份诊断假设列表。]

问题3 要鉴别最可能的几个诊断,还应该了解哪些患者信息?

提示信息(同伴教师版)

[同伴教师应引导组员提问,模拟直接询问患者方式,例如:你一般什么时候感到不舒服?让每个学生至少想两个问题。建议同伴教师可以在一个学生提出问题后,让邻座的同学说说了解这个问题对鉴别诊断有什么帮助。]

参考信息(导师版)

[给导师准备一份常见问题清单,及如何通过问题答案进行鉴别。]

第二阶段:发放"问诊"资料

问题4 这些信息如何影响鉴别诊断?

提示信息(同伴教师版)

[同伴教师发放资料前,需确认小组在上个环节中都问到了这些病史,导师也可以帮忙提醒。

请同伴教师在黑板或白板挂纸上画一个矩阵表格(表8-1),帮助学生思考医生为什么会问这些问题。哪个问诊结果对鉴别哪个诊断有用?

表8-1 诊断假设和病史

	诊断假设			
	偏头痛	丛集性头痛	假设3	假设4
病程两周				
病史 b				
病史 c				
病史 d				

当某个结果支持某个诊断时,在表格对应位置填"+",不支持则填"-",不能鉴别则填"+/-"。]

参考信息(导师版)

[给导师提供一份案例编写者填写的完整样表。]

发放资料 1

（投在屏幕上并大声朗读）

[同伴教师发放"问诊"资料,可以是打印资料,也可直接投在屏幕上。如果不长,可以投屏出来请同伴教师读给大家听,讲义文本在课后和后续资料一起发给学生;若很长,就建议一定要打印出来当场发给学生,给一点时间让学生阅读。这本身也可以锻炼学生从资料中提取重要信息的能力。

"问诊结果"资料放在同伴教师版的案例中描述。资料以故事形式呈现,如"两周前,患者突发头痛,不得不关灯卧床休息。她之前从未有过这样的经历"。]

问题 5　可以通过哪些查体来排除不太可能但不可忽视的诊断？可以通过哪些查体来证实和鉴别最可能的诊断？

提示信息(同伴教师版)

[鼓励学生具体阐述他们进行某项查体的理由。同伴教师可以把学生针对各个诊断假设想要进行的查体记下来。]

参考信息(导师版)

[给导师提供一份案例编写者填写的完整样表。]

第三阶段:发放"查体"资料

发放资料 2

（投在屏幕上并大声朗读）

[同伴教师大声朗读查体结果。如内容过长,可以打印出来发给学生。这部分资料可以列出全部查体结果,也可只给重点查体结果。视案例情况,如果某些查体信息不适合在这个阶段提供的,可以在后面提供。这部分资料还是以故事形式呈现。]

问题 6　目前还剩哪些诊断假设需要鉴别?

提示信息(同伴教师版)

[同伴教师可再画一个类似"问题 4"中的表格,或直接在之前表格下方添加查体信息,然后逐一对诊断假设进行鉴别,看还剩哪些诊断可能正确。

当某个查体信息支持某个诊断时,在表格对应位置填"+",不支持填"−",不能鉴别填"+/−"。]

参考信息(导师版)

[给导师提供一份填好的使用查体结果进行鉴别的表格。]

问题 7　要确定或排除剩余的诊断,还需要做哪些辅助检查?

提示信息(同伴教师版)

[不同年级学生的诊断学知识有差异。但即使学生只有最基础的知识,也一定能根据人体物理、化学指标的改变推测问题所在。这里给同伴教师的提示信息可以是:想想可以做哪些血液学或影像学检查。]

参考信息(导师版)

[给导师提供一份答案清单。如果是不常见的辅助检查,建议附一份对预期检查结果的简要解读。]

同伴教师小讲课

[在这个阶段安排一次小讲课比较好。让 1 名同伴教师花很短的时间(5 分钟),讲一讲案例编写者指定的病理或病理生理相关知识。

小讲课旨在给学生补充一些与案例主诉、诊断、检查或治疗相关的知识。但要注意,不能向同伴教师透露此案例的最终诊断。比如,一个关于腹痛的案例,小讲课内容可以是关于克罗恩病(Crohn's disease)与溃疡性结肠炎的区别。要给同伴教师提供一个具体如何开展小讲课的指南。此外,既然是小讲课,讲解应该是要点式,不要展开详细讲解。]

提示信息(同伴教师版)

[小讲课旨在为学生提供能直接用于解决案例问题的信息。同伴教师须保证其讲解内容可直接用于案例(例如:病理生理学分析或某诊断方法的利弊)。小讲课绝不是让同伴教师展示自己懂得的内容,而是要教会学生,要保证每个学生都听懂。]

参考信息(导师版)

[由于导师可能不是此案例所涉领域的专科医生,这里一定要提供基本的背景知识,要比同伴教师掌握的信息多。

导师也必须清楚,小讲课不是为了像口试那样考核同伴教师的表达能力,而是要让他教会学生。]

问题 8   尝试从患者负担及医院成本两方面估算检查成本

［该问题旨在训练学生从医疗之外的角度思考临床决策。这类问题可按需设置。］

提示信息（同伴教师版）

［可提供一些参考文献。］

参考信息（导师版）

［给导师提供一些总结。］

第四阶段：发放"辅助检查"资料

发放资料 3

（投在屏幕上并大声朗读）

［同伴教师发放全部辅助检查结果资料,检查结果要有单位和参考值。影像学或心电图结果可以发图片,但要给同伴教师准备如何解读结果或如何开展讨论的提示信息。

根据案例情况,有些检查结果可以先隐藏,放在后面阶段讨论。］

问题 9   解读辅助检查结果,并判断能否根据检查结果确诊?

提示信息（同伴教师版）

［同伴教师应根据提示信息组织小组讨论诊断性实验的敏感度和特异度。此外,可要求学生讨论,如果检查指标只是略高或略低于参考值,在鉴别时又如何考虑。］

参考信息（导师版）

［给导师的答案中,尽可能提供相关临床证据。］

问题 10   目前哪种诊断最有可能?

提示信息（同伴教师版）

［这里同伴教师不需要任何提示。］

参考信息（导师版）

［给导师提供答案和依据。］

问题 11   针对目前的诊断和患者的状况,需要哪种治疗和护理策略? 接受治疗后,患者的预后如何? 如果患者不接受治疗,会发生什么?

提示信息（同伴教师版）

［可以给同伴教师提供提示,例如:对比非药物方案和药物方案;患者之前有没有对哪种治疗更敏感;短期预后(24 小时)和长期预后(3 个月)是否存在差异?］

参考信息(导师版)

[给导师提供正确答案。]

同伴教师小讲课

[一个案例一般只安排一次小讲课,因为小讲课会挤占临床思维训练时间。但在这个环节可以考虑安排一次,用来介绍各种治疗方法的利弊(准备小讲课的技巧见"问题 7"处)。

由一位同伴教师介绍相关治疗选择。]

角色扮演　如何向患者交待治疗方案(必须的和建议的)。一名同学扮演医生,一名同伴教师扮演患者。扮演医生的同学需用通俗易懂的语言向患者解释病因和推荐治疗的理由。其余同学应认真倾听并做出评价。

[角色扮演并非必须,但存在复杂或有争议的检查或治疗时,可增加趣味性。角色扮演应控制在 5 分钟内,重点不放在共情和沟通技巧上(耗时太长,其他课程更适合训练此类能力),而是应该放在如何用直白的语言总结医学问题上。角色扮演在 CBCR 案例中不太常用。]

第五阶段:发放"疗效"资料

发放资料 4

(投在屏幕上并大声朗读)

[同伴教师大声朗读所用疗法及一段时间后的疗效。资料以故事形式呈现。根据教学目标及具体场景,治疗之后患者若出现新的情况,后续 CBCR 课程可以继续讨论这个案例。]

问题 12　选一名同学花几分钟按时间顺序做案例总结

[旨在锻炼学生高效总结案例的能力,这种能力以后上临床会经常用到。同时,这也督促学生们在整堂课中保持注意力。

要让学生清楚口头汇报和书面总结的区别,口头汇报只包括最简短的阳性信息而书面总结通常还包括患者的阴性信息,以便让上级医生知道学生向患者询问了这些信息。差一点的学生在总结汇报的时候可以结合笔记,而好一点的学生应能用两三句话总结病案。]

提示信息(同伴教师版)

[学生可使用以下模板进行总结:

在上班时间我接诊了一位＿＿＿岁的男性/女性患者,他/她的问题是＿＿＿＿＿,相关既往史有＿＿＿＿＿＿＿,相关用药有＿＿＿＿＿＿＿。

从病史看主要问题是＿＿＿＿＿＿＿,在查体中我们发现＿＿＿＿＿＿＿,辅助检查结果显示＿＿＿＿(阳性或阴性)。结论是,这位＿＿＿岁的男性/女性患者初步诊断是＿＿＿＿＿,我们给他开具了＿＿＿＿＿＿＿(更多辅助检查或处理方案)。关于鉴别诊断我们不能排除＿＿＿＿＿＿＿。]

情境变化

假设出现与第四阶段中不同的诊断性检查结果

[同伴教师可以选择提供另一份第四阶段的资料,包含不同的案例进展和问题。分支剧情可从第二至四阶段中任意一段开始,但均应符合第一阶段的场景设置。]

编写一个 CBCR 案例需要花 1 天到 1 周的时间,但好的案例可以反复使用多年。乌得勒支大学医学中心的习惯是每年收集关于案例的评估数据来重写或改进案例。建议使用 CBCR 教学的机构间能互相交换的案例。有时候也可请高年级医学生选择感兴趣的主题编写案例初稿,再由有经验的临床医生加以修改。高质量的 CBCR 案例应像临床医生的科研论文一样,被视为临床医学教育者的学术成果。

(霸坤仪　张云帆 译,李晓丹　姚巡　卿平 审)

参考文献

Dolmans, D., et al. (1997). Seven principles of effective case design for a problem-based curriculum. *Medical Teacher, 19*(3), 185–189.

Kim, S., et al. (2006). A conceptual framework for developing teaching cases: A review and synthesis of the literature across disciplines. *Medical Education, 40*(9), 867–876.

Schmidt, H. G., Rotgans, J. I., & Yew, E. H. J. (2011). The process of problem-based learning: What works and why. *Medical Education, 45*(8), 792–806.

第九章
CBCR 教学计划、课程和师资培训

Olle ten Cate，Gaiane Simonia

本章简述了在现代医学教育中，制订教学计划时如何纳入 CBCR 以及如何开展 CBCR 师资培训。虽然纳入 CBCR 只是在教学计划中增加一门课，但是教学计划仍需通盘考虑，精心设计。

教学计划制订简介

教学计划，有人将之简单定义为"有计划的教育经历"（Thomas et al.，2016），是一个广泛用于各层次教育的概念：宏观层面（政府对认证或资助课程的规定）、中观层面（学院的教学计划，包括大学规章制度、教学方法和考核方法）以及微观层面（教师在规划每堂课的教学内容和教学方法时的指南）。上述文字看上去很丰富，但其实十分笼统。Janet Grant 提出教学计划是"对专业培养目标、教学内容、实践安排、毕业要求和教学过程的陈述，其中应包括对教学体系、预期教学方法、教学反馈和教学督导的方法描述"（Grant，2010）。基于丰富的教学计划制订工作经验，Mulder 和 ten Cate 总结了教学计划"十要素"，对指导教育工作者实施专业教学计划改革更具实用价值（Mulder et al.，2006）。他们认为完整的教学计划应包括宗旨，培养目标，培养对象，教育理念，课程体系，每门课或模块的介绍，考评方法（含阶段性评估和考试规则），统筹、协调和管理，经费和设施，质量保证体系。鉴于本书主题，在此不做赘述，"十要素"的简介见表9-1。

表 9-1　教学计划十要素

要素	描述
宗旨	用一段话凝练教学计划的整体意图
培养目标	概述教学计划的培养目标，最好符合国家社会需求，反映毕业生必须掌握的知识技能。从网上可以找到一些比如衍生自"布鲁姆教育目标分类学"的非常详细的培养目标框架（Bloom et al.，1956）

续表

要素	描述
培养对象	描述本专业要招收的学生类型及条件,包括选拔和录取标准
教育理念	这部分呈现"教学计划工作委员会"准备如何实施教学计划,可能包括教育理论、课程整合、基于问题的教学方法及临床实践教学规划等方面
课程体系	教学计划可视化非常重要,以便于在制订和实施计划时,与参与计划的师生进行沟通。一般可以使用一张图表来呈现所有课程,纵坐标按教学周,横坐标按学年,并使用颜色区分不同类别的课程或模块
每门课或模块的介绍	具体到每门课程或每个模块,都要把它当成一个"小教学计划"一样,将教学目标、教学方法、考评方法描述清楚
考评方法(含阶段性评估和考试规则)	考评方法可借鉴 Miller 金字塔(Miller,1990),应包括书面(或电子)考试、标准化技能考核和临床实践考核。学生阶段性评估规则非常重要,因为这是许多学生最关心的事情。应谨慎设计这个规则,引导学生朝真正的培养目标努力
统筹、协调和管理	必须要有强有力的组织架构,来统筹保障教学计划执行过程中各科室间的协作、整合和质控。要明确专业和课程负责人的职责。要能有效地收集和保存学生和考试数据。强烈建议设置一个医学教育职能部门
经费和设施	好的教育必须配套充足的经费,保障教学时间和投入及教学环境建设(如合适的教室、互联网、图书馆资源及技能实验室等)
质量保证体系	教学计划必须持续进行质量监控并适时修订。大家熟知的 PDCA 循环(计划—实施—检查—改进),可用于构建教学计划质控体系。教师应接受培训并考核合格才能教学,特别是当现行教育与他们自身所受教育不完全相符时更应如此。了解学生的学习过程是有效实施"以学生为中心"教育的关键(ten Cate et al.,2004)。必须确保医学院校教师有足够时间投入教学,并对教得好的教师给予奖励

这些要素是符合医学教学计划国际标准的(Lindgren,2012)。但要注意,计划是灵活的,最终还是要看教师教了什么、学生学到了什么。有学者指出,教学计划(如上所述)、实际教学(教师理解和执行的教学计划)、学习效果(学生感知和被考核的结果)、隐蔽课程(不在正式教学计划中,通过不成文的规矩表达和言传身教)四者是有差异的(Prideaux,2003;Hafferty et al.,1994)。我们不能也不应回避这几者之间的差异,而是必须清楚这个差异,即使学生没有按教学计划设计的来学,也要设法促进他们朝着医学教育的共同目标迈进。没有哪个教学计划是最好的,教学计划好不好,在很大程度上取决于生源以及国家和社会环境。不管在哪个国家或地区,不管什么教学计划,学生想当医生的初心才是他们尽一切努

力去取得学位的源动力。即使偏离了教学计划，只要学生的学习行为是对其自身职业发展有利的，就应重视和激发这种个人的内在动力（ten Cate et al.，2011）。

教学计划制订流程

约翰·霍普金斯大学医学院的 Kern 等专家最早系统总结了制订医学教育教学计划的详细流程，2016 年 Thomas 等人对其进行了修订。在被广泛使用的诸多相关指南中，作者都建议着手教学计划制订的委员会要遵循"Kern 六步法"（略有改动）。

1. 问题调研和总体需求分析　为什么需要修订？新的教学计划应优先考虑哪些社会健康问题？

2. 生源对象需求分析　能让学生主动投入学习的计划才是好计划，所以教学计划一定要征集生源人群的需求。

3. 培养目标　制订具体可测量（细化到行为）的学习目标，有助于观测学习效果。

4. 教育策略　根据培养目标选择适当的教学方法来实现目标。

5. 实施　实施新教学计划前，需要考虑配置教学资源、争取各级支持、配套管理组织架构并制订沟通协调方案，预测推进改革可能面临的困难，并在全面实施前先行试点。

6. 评估和反馈　该部分包括确定调查对象、教学资源和反复出现的问题，设计评估流程和问卷，选择或开发评估工具，收集和分析数据，有效地反馈结果，再开始新的质控周期，如此反复。

这看似简单的"六步"，其实每一步都很重要，可能需要数年时间来准备和实施。20 年前 Gale 和 Grant 曾编过一份 AMEE 指南，该指南在今天看来对于指导医学教学计划修订仍然十分有用（Gale et al.，1997）。

CBCR 课程开发

在已有医学教学计划中增加 CBCR 课是可行的，它既不需要进行大的组织机构调整，也不需要花很长时间来彻底改革本科教学。如果按本书所述的方式引入 CBCR 课可能会更简单一点。实际上前几章给大家介绍的 CBCR 课非常符合 20 世纪 80 年代 Harden 提出的"现代"医学教学计划"SPICES"理念（Harden et al.，1984），即：S（student centered，以学生为中心，尤其是 CBCR 的同伴教师法）；P（problem based，基于问题，CBCR 侧重于临床问题）；I（integrated，整合，CBCR 鉴别诊断方法跨临床学科,且整合了应用基础学科);C(community based,基于社区,部分 CBCR 案例侧重于该方面);E(elective,选修,CBCR 课通常是必修,但也可选修);S(systematic,系统性,CBCR 是一种非常系统的临床教学方法)。正如几个东欧国家所做的那样,在现有的传统教学计划中增加 CBCR 可能是一所学校熟悉现代医学教育方法的第一步。

表 9-2 是在参考了"Kern 六步法"和上述教学计划定义之后制订的课程开发流程。由于 CBCR 只是一门课而不是完整的教学计划,故对流程做了简化。

表 9-2　CBCR 课程开发与实施要素

	教育需求分析
1	学院必须衡量开设 CBCR 的必要性,开课前充分分析需求,达成共识并争取支持。其需求可能是①临床教师希望看到学生在正式接诊患者前能接受充分培训。临床思维是行医的核心技能,必须充分培训学生像医生一样思考。②希望尝试前沿的方法,但不希望打乱现有课程安排。希望从 CBCR 开始逐步过渡到系统整合课程。③学生或基础教师希望基础阶段教学与临床思维有更多结合
	需求分析可以谨慎选择一些利益相关者(如临床医生、基础科学家、学生)进行访谈或问卷调查。分析报告应清晰简明,方便相关机构(委员会、院长、董事会)决定是否开课
	内容需求分析和教学目标
2	进行内容需求分析的目的是要回答以下问题:哪些病理知识需要在 CBCR 案例中优先讨论和学习? 还可具体到在哪一年学? 一般在整合课程计划的第一年就可开设 CBCR,但因案例讨论需要应用先前所学知识来解决临床问题,所以要保证学生已具备相关知识。我们建议从第二年或更晚开始 CBCR 课,案例难度要相应增加。CBCR 旨在为临床轮转做准备。只要教学计划安排得过来,CBCR 可持续到第二年,甚至一直持续到第五年。当然,后期就不是针对基础阶段学生开设的课程了,课程形式可以不变,但内容和策略需要随之调整
	CBCR 案例应有教学价值,能覆盖常见疾病谱(可从国家或医院的卫生统计数据中获取)
	教学对象
3	要明确哪些学生该学这门课、学多久、什么时候开始学。多数情况下,这门课应作为全体医学生的必修课,但在试点阶段可作为选修课
	课程教学大纲
4	相比专业教学计划,课程教学计划一般称为课程教学大纲,可用两页纸来概括,应包含:教学目标、案例清单、上课次数和每次课时长、涵盖的临床学科及相应案例数、案例来源(教师自编或其他来源,如本书)、学生小组的规模和数量、大致进度安排(如某个时间段内每两周一次课)、设施要求(小组讨论室数量)、所需教师(导师)的学科及数量要求

续表

5	**考评方法和规则** 该部分应明确课程如何计学分［在欧洲学分制（European credits，EC）中，5 次 CBCR 课可计 1 个 EC，前提是必须包括一次同伴教师角色］，课堂表现如何评分，如何考查所获知识和技能。根据我们的经验，建议总成绩中，课堂参与分占 10%~15%，书面（或电子）考试分占 85%~90%
6	**教学团队** 应有一名课程负责人或课程秘书来负责课程协调联络的工作，最好由院长或专业负责人正式聘任。应邀请来自不同临床科室的导师（教师）加入教学团队。如果案例编写者能担任导师最好，他们就能直观看到案例在教学中的实际运用效果，并及时改进。导师在课程期间应只带一个小组，这意味着他们会遇到本专业之外的案例，但借助导师手册和通用的医学知识储备，是完全可以胜任带教任务的。荷兰乌得勒支大学医学中心还让毕业年级医学生担任 CBCR 课导师，效果也不错（Zijdenbos et al.，2010）。建议课程负责人每年至少要组织所有导师开一次会
7	**经费** 不同学校的课程经费安排有很大的差异，但不管什么专业和课程，教师酬金都应包括课时费、课程开发费和备课费。根据经验，编一个案例按一整周计工作量（40h），修订案例计 6h/a。导师进行一学期 10 次 CBCR 课按 40h 计（每次课 2h 课堂和 2h 备课，含联络和备课会）。命题、组织考试及考试分析工作量大致可按 1h 每生计。课程负责人协调工作量可按每年每组 4~6h 计。300 名学生 12 人一组（分 25 组）上 10 次课的 CBCR 课程，每年所需经费可快速计为：案例编写 400h 工作量（一次性投入），每年运行 1 600h 工作量。具体如下 编写案例：400h（一次性投入） 　　每年的案例更新：60h 　　每年的协调：140h 　　每年的导师工作量：1 000h 　　每年在准备、管理和实施考试上的工作量：300h 　　每年的管理工作量（学生数据、资料、评估）：100h 此外，课程的日常管理、资料印刷、耗材设施维护也需要少部分预算。导师酬金是最多的支出，与 PBL 教学酬金相当。当然，如果案例质量和导师手册有保障，邀请低年资医生担任导师的效果也会很好，而这将大大节约成本
8	**课程评估** 应设计一个课程持续改进系统，包括在课后直接收集师生对案例质量的反馈（哪里可以改进？）、学生对教师的评价（教师如何提升带教技巧？）及师生对教学组织和设施的反馈（教室、沟通、组织）的信息。专业负责人每年可同 CBCR 课程负责人针对评估结果讨论一次，并就明年如何改进达成一致

新开 CBCR 课程应提前做好规划。特别是编写高质量案例所花时间远比预想的长得多。天生就能把案例编好的临床医生是少数，多数需要大量协助和后期编辑。事实上大部分教职工只能利用业余时间完成案例编写，所以新开设一门 CBCR 课程至少应提前一年时间准备。

师资培训的目的

医学院校的大部分员工接受的是以临床医生或医学科学家（或两者兼有）为培养目标的教育，很少接受如何当教师的培训（近年有所增加）。而且奇怪的是，随着教育越来越复杂（从小学到大学），对教学技能的要求却越来越少。

如果教学多年来都保持不变，教师可从同事那里学到一些技巧，还可以回忆他们自己是如何接受教育的。但面对瞬息万变的社会，当学生成为教师并开始教学时，教学已变得截然不同。

医学教育工作者开始达成一致：员工必须接受培训后才能从事教学，正如学生没有充分培训不能接诊患者一样。在实际工作中，这一规定过于严格不易推行，但大学已开始要求新员工需获得基本的教学能力合格证，而担任领导职务者需获得更高级的教师资格证。表9-3以荷兰乌得勒支大学医学中心现有模式为例进行了介绍。

表 9-3   荷兰乌得勒支大学医学中心的教师认证模式

证书或学位	目标群体
学生教学能力培训合格证	选择选修教学轮转的高年级医学生（ten Cate，2007）
教师教学能力培训合格证	必备：所有教职工
高级教师资格证	必备：担任领导职务的教职工
医学教育研究进修合格证	可选：希望从事教育研究的资深医学教师
医学教育研究博士学位	希望成为医学教育专业研究人员的教师

Molenaar 等人（2009）构建了一个完善的医学教师教学胜任力框架，为开展教师培训奠定了良好的基础。该框架明确划分了教学领域（课程开发、课程组织、课程实施、课程教学、课程考评和课程评估）及角色职责（领导、协调和实际教学——宏观-中观-微观），由此产生了许多在师资培训中值得关注的教学能力。

CBCR 师资培训

仅针对 CBCR 课程的师资培训内容很少，但却非常必要，我们建议包含四个部分（表9-4）。

表 9-4　CBCR 师资培训内容

1	培训资料
	要有 CBCR 教学法相关的背景和操作方法介绍。本书可作为参考
2	案例编写者培训
	我们使用的培训方法是,请教师参考本书提供的编写原则编写案例初稿,之后组织一个工作坊,邀请其他案例编写者一起讨论,征求修改意见。考虑学生背景,通过小组细致讨论来打磨案例很有用。可以用一个下午的时间(3~4 小时,中间休息 30 分钟)来讨论 6 个案例,每个案例先用 10 分钟介绍,再由 6 名案例编写者一起讨论 20 分钟。接下来几周,可以组织编写者之间的案例交叉修订。要由一名协调员(最好是课程负责人)参与所有案例的定稿,以确保案例间体例一致
3	导师培训
	我们已经使用过几种培训模式。第一种是从学生视角创作一部展示 CBCR 过程的影片进行培训。要想拍好影片,需要大量经费投入,但这种方法对准备担任导师的新职工非常具有启发意义。第二种是跟组观摩 CBCR 真实课堂。只需要一间更大的讨论室,能坐下小组成员、导师和外围观摩人员。最好能安排一位资深导师来带教,在讨论过程中支持随时"暂停、继续"。小组跟平常一样讨论,但导师可以要求暂停,让外围观摩教师来评论、提问和回答,之后再继续照常上课。最后一种,与所有其他小组教学的培训一样,CBCR 也可以针对小组如何运作开展讲授式培训(图 9-1)
4	学生培训
	严格来说这不属于师资培训范畴,但学生培训也很重要,因为 CBCR 课中学生必须多次扮演"同伴教师"角色参与教学。尤其是对缺乏小组讨论经验和害怕说错的学生,必须引导他们转变观念。教育就是为了帮助学生改正错误,只有先了解学生不知道什么(即暴露知识缺陷),才能予以纠正。CBCR 主要是以学生为中心和由学生主导的学习方法,这种角色转变对学生来说可能比较陌生。在 CBCR 开课前及第一次课上,应组织学生充分讨论 CBCR 的操作流程

以下为对格鲁吉亚引入 CBCR 课的案例研究。

格鲁吉亚第比利斯国立医科大学开设 CBCR 的案例研究

作为欧盟东邻地区本科医学教育现代化的一部分,2011 年欧盟资助了一个为期三年的项目,其中包括在 3 个国家的 6 所大学开展 CBCR,格鲁吉亚第比利斯国立医科大学(以下简称 TSMU)就是其中一所,他们的开展情况如下:

1. 介绍 CBCR 的基本理念

2012 年 1 月,荷兰乌得勒支大学医学中心的教师在 TSMU 举办的工作坊上,首次向其教职工介绍了 CBCR 方法及其对课程改革的意义。过去一些对教学方法效果的评估显示,毕业生在进入住院医生阶段后临床决策能力严重不足。工

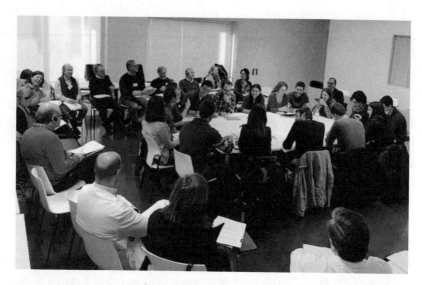

图 9-1　格拉纳达大学医学院的导师培训会(2017),导师正在观摩医学生演示 CBCR 课堂讨论

作坊初步决定选择 10 种常见症状来编写 CBCR 案例(腿部肿胀、咳嗽、气短、腹痛、意识丧失、关节痛、尿失禁、黄疸、疲倦、胸痛),为三年级学生("进临床前")开设课外 CBCR 试点课程。

2. 案例编写培训与 CBCR 演示

2012 年 3 月,TSMU 选派了 10 名热心教学、拟担任 CBCR 导师的临床医生到荷兰乌得勒支大学医学中心进行了为期一周的培训。培训侧重于案例编写,并请乌得勒支的学生为他们实际演示了 CBCR 讨论过程。

3. CBCR 课程试点及评估

在完成为期 5 个月的 10 次 CBCR 课试点后,经 TSMU 学术委员会同意,在 2012—2013 学年为三年级本科生开设了 2 个 ECTS(欧洲学分互认体系)学分的 CBCR 课。135 名学生分 10 组,每周一次课,每次 3 小时。每节课后均向所有 CBCR 师生收集反馈。结果显示,96% 的导师认为 CBCR 是一门有益于学生学习临床思维、提高解决临床问题能力的课程。约 84% 的学生认为 CBCR 是一种很棒的教学方法,能教会他们应对患者问题的方法和态度,以及鉴别诊断的方法,并提高了他们的沟通和领导能力。

4. 正式开设 CBCR

基于这一正面反馈,TSMU 学术委员会决定将 CBCR 作为 2013—2014 学年 TSMU 所有三年级学生(500 名本国学生和 250 名国际学生)的必修课程。

5. 向其他大学推广

在 TSMU 成功实施 CBCR 之后，他们在阿塞拜疆和乌克兰的合作医学院也开设了该课程，分别在巴库和基辅举办了师资培训工作坊。

6. 经验教训

CBCR 的开设历经 2 年准备、沟通和师资培训，所幸最终成功。学生对这种教学方法的反馈表明，他们整体上是满意的，但有以下几点需要改进或注意。

（1）在 CBCR 课堂上，高年资临床导师的存在本身可能会压制学生的主动性，特别是同伴教师的交流欲望，这显然是后续需要通过教师培训解决的问题。

（2）导师过度干预小组案例讨论，这种情况并不少见，这是另一个需要加强培训的问题。

（3）在课堂上，有时会出现学生表现不太积极，而同伴教师不能及时干预的情况，因为他们想不起"同伴教师版资料"中那些早该记住的内容。因此学生指南中应强化角色职责。

（4）由于 CBCR 案例分支剧情偏少，如果不同小组的上课时间不同，就很难避免学生剧透（如正确诊断）。这说明学生对不知道"正确"答案很焦虑。学生必须要认识到思维过程与正确答案同样重要。

（5）部分学生提议自己也想参与 CBCR 案例的编写。

总之，师资培训非常重要，正如这个例子所示，付出就会成功。

（全祉悦　袁欢欢 译，王澎　姚巡　张林 审）

参考文献

Bloom, B., et al. (1956). *Taxonomy of educational objectives: The classification of educational goals; handbook I: Cognitive domain*. New York: Longmans, Green.

Gale, R., & Grant, J. (1997). AMEE medical education guide no. 10: Managing change in a medical context: Guidelines for action. *Medical Teacher, 19*(4), 239–249.

Grant, J. (2010). Principles of curriculum design. In *Understanding medical education* (pp. 1–15). Chichester: Wiley-Blackwell.

Hafferty, F., & Franks, R. (1994). The hidden curriculum, ethics teaching, and the structure of medical education. *Academic Medicine, 69*(11), 861–171.

Harden, R. M., Sowden, S., & Dunn, W. (1984). Educational strategies in curriculum development: The SPICES model. *Medical Education, 18*, 284–297.

Lindgren S. (2012). *Basic medical education WFME global standards for quality improvement – the 2012 revision*. Copenhagen. Available at: http://www.wfme.org/standards/bme

Miller, G. E. (1990). The assessment of clinical skills/competence/performance. *Academic Medicine, 87*(7), S63–S67.

Molenaar, W., et al. (2009). A framework of teaching competencies across the medical education continuum. *Medical Teacher, 31*, 390–396.

Mulder, H., & ten Cate, O. (2006). *Curricular innovation as a project. (Curriculuminnovatie als project) [Dutch]*. Groningen: Wolters-Noordhoff.

Prideaux, D. (2003). Curriculum design. *British Medical Journal, 326*(February), 268–270.

ten Cate, O. (2007). A teaching rotation and a student teaching qualification for senior medical students. *Medical Teacher, 29*(6), 566–571.

ten Cate, O., et al. (2004). Orienting teaching toward the learning process. *Academic Medicine: Journal of the Association of American Medical Colleges, 79*(3), 219–228.

ten Cate, O., Kusurkar, R. A., & Williams, G. C. (2011). How self-determination theory can assist our understanding of the teaching and learning processes in medical education. AMEE guide no. 59. *Medical Teacher, 33*(12), 961–973.

Thomas, P., et al. (2016). *Curriculum development for medical education* (3rd ed.). Baltimore: The Johns Hopkins University Press.

Wijnen-Meijer, M., et al. (2013). Stages and transitions in medical education around the world: Clarifying structures and terminology. *Medical Teacher, 35*(4), 301–307.

Zijdenbos, I. L., et al. (2010). A student-led course in clinical reasoning in the core curriculum. *International Journal of Medical Education, 1*, 42–46.

第十章
基于案例的临床思维学习指南模板

Maria van Loon，Sjoukje van den Broek，Olle ten Cate

基于案例的临床思维小组讨论课学生手册和背景材料

作者：[姓名、职务、工作单位、办公室、联系电话]

年限：[该手册的使用年份]

目录

- 权属声明
- 教学团队
- 学分

1. 简介
2. CBCR 课程目标
3. 什么是临床思维和临床决策？
4. CBCR 课程操作
5. 课程考核

    5.1 CBCR 参与分

    5.2 CBCR 考试

    5.3 考试规则

    5.4 补考规则

    5.5 重修规则

权属声明

[案例编写人员及课程开发人员名单。]

教学团队

[课程负责人与团队成员名单、工作单位、联系方式。]

学分

成功在[_____]学年完成 CBCR 可获得[_____]学分。

简介

[简短介绍 CBCR 课程的概况。]

CBCR 是教学计划中很重要的一门课,包含一系列临床决策小组讨论。这种教学方法能让学生将以往所学知识用于解决临床问题,培养临床决策能力。

学生将通过编写的模拟临床场景的案例学习临床思维。在 CBCR 中,每个案例以结构化形式操作,主要从患者主诉开始推演,逐步鉴别得出诊断,有时会涉及治疗计划。CBCR 基本上要求学生按将来行医的标准来思考问题,医生在行医过程中系统拆解临床问题是家常便饭。此外,小组讨论不仅利于推进学习进程,还便于学生逐步鉴别诊断。

在两次 CBCR 课之间,预留有足够的自主学习时间,预习式自主备课能显著提高小组讨论效率,也方便学生更科学地分配学习负担。

CBCR 课程目标

[描述课程的学习目标。]

CBCR 通过学习解决临床问题,来达到整合病理生理学和流行病学知识用于临床决策的目的。

通过 CBCR 课程学习,希望学生在将来遇到类似病例时,能针对患者病情进行系统的临床推理,包括:

- 评估已知信息,明确其与主诉/病情的关系。
- 应用生物医学、流行病学和临床知识,考虑患者的问题。
- 列出常见的诊断可能,并进行鉴别。
- 给出大概的治疗或处理原则。

此外,通过 CBCR 课程学习,学生应初步具备在诊室接诊新患者的能力。

本课程的另一重点是培养领导能力,通过 CBCR 课程学习,学生能具备有效组织临床病案讨论的能力。

什么是临床思维和临床决策?

[由于学生大多不知道什么是临床思维和临床决策,因此有必要通过一个例子来说明。]

先不考虑临床决策的定义,单说这种教学形式,主要是基于对从患者进入到离开诊室这一接诊过程中每一步背后的处理原则的思考。

这一过程的本质通常是解决医学问题,在这个过程中医生是如何思考的,就是小组讨论的重点。讨论中争论、思考和决策的过程质量与找到问题的答案同样重要。论点主要可分为病理生理学和非病理生理学两类(以下简称"病生"和"非病生")。病生是关于人体分子水平的结构功能及其紊乱,非病生则通常与流行病学有关,但有时也考虑伦理或社会问题。比如,基于"某个表现在特定人群很罕见"来推翻病生上的争议,是一种流行病学论点(非病生)。再比如,以"某检查价格高会给患者造成负担,而其检查结果对医生又不是很有用"为由,决定不做该检查,这也是一种非病生论点。临床决策过程示意如下(知识框 10-1 和知识框 10-2)。

知识框 10-1　临床决策路径图

1. 确定患者问题　只要尚未明确患者诉求,就需继续询问,直到完全清楚患者问题、愿望和期待。

2. 草拟鉴别诊断　明确诉求后,在病史采集前先草拟可能的诊断。

3. 可能性排序　鉴别诊断按可能性大小排序。

4. 从病生和非病生角度论证每种诊断。

5. 按流程鉴别诊断(确诊或排除)

(1) 还需采集哪些病史? 为什么?

(2) 还需哪些体格检查? 为什么?

(3) 你想安排哪些诊断性辅助检查?

论证每个问题和检查的目的。如想开具多个检查,需进行优先级排序,明确先做哪个。

6. 评估通过病史和其他检查收集到的信息。

7. 重复步骤 3~6 直至再无新线索,将此时可能性最大的诊断定为确诊,之后进入治疗和预后。

知识框 10-2　临床决策路径图应用举例

一位 35 岁女性因近期运动时太累去看家庭医生,述及月经过多,血红蛋白 6.2mmol/L。

第一步　患者诉求可能是:"我感到疲乏的原因是什么?"

知识框 10-2　（续）

第二步　该病案初步判断很明确:月经过多是贫血的原因吗? 劳累乏力也是这个原因? 还有哪些原因导致贫血?

（1）造血系统障碍;

（2）失血;

（3）溶血性贫血。

第三步和第四步　月经过多导致的缺铁性贫血最有可能,基于以下论点:

（1）流行病学:缺铁性贫血目前最常见。

（2）病生:月经过多会导致贫血。

第五步

（1）通过重点问诊深挖病史不难,但要注意效率。因此明智的做法是先问她的月经周期,再问便血情况(考虑肠道肿瘤)。因为贫血并非一定会导致疲乏,还可询问一些其他易致疲乏的因素,比如哮喘相关症状。

（2）查体也分先后。妇科检查可能比直肠检查更有用(子宫肌瘤比直肠肿瘤更易让人接受)。

（3）很多诊断性检查可用来确定贫血原因,比如平均红细胞体积(MCV)、红细胞压积和铁蛋白。但要注意每项检查的性价比。MCV 和红细胞压积检查便宜、方便,结果又有价值。结肠镜检查既昂贵又让患者紧张,且本例中患者患肿瘤可能性很小。

CBCR 课程操作

［此为操作部分,介绍课程如何开展,学生要做什么。］

CBCR 课是围绕编写的临床案例,以小组讨论的形式开展的。每次课由 3 名学生担任同伴教师角色来引导讨论,1 名导师在场指导。

课程介绍课

课程介绍课上,师生相互认识。导师介绍 CBCR 课程目标和具体上课方式,师生商定上课规则。选出 3 名学生担任第一轮同伴教师,并发放第一个案例的同伴教师版资料。

课前准备和自学

同伴教师和组员的准备有所区别。同伴教师(每次 3 名,学生轮流担任)按同伴教师版资料提前充分熟悉案例,以便课中顺利引导讨论。其他组员课前预习学生版案例资料,所有案例资料都有推荐阅读文献。准备越充分,讨论质量越高。

课中讨论

每次课 2 小时(课程的时长取决于具体日程,建议最少为 105 分钟,最长为150 分钟)。随课程进展,病案讨论的难度会逐渐增加。

每次课讨论一个临床案例。先根据患者初始资料提出诊断假设和鉴别诊断。通过重点问诊来验证诊断假设,切忌过多或不着边际的问诊。随讨论进展,同伴教师会择机向组员发放新的患者资料,包括病史、体格检查、影像学检查、实验室检查等,结合新的资料,先前所做的诊断假设和鉴别诊断可能会被推翻重来,甚至多次。

同伴教师任务

同伴教师的任务会在课程介绍课上说明。每次课轮流由 3 名学生担任同伴教师。整个课程期间,每名学生至少担任 2 次(由课时数和每组学生的数量决定,这里是乌得勒支大学医学中心的例子)。每次课结束时,导师会将下次课的"同伴教师版"案例资料发给同伴教师,让他们提前做好准备。同伴教师版资料包含完整案例和额外提示信息,能够帮助同伴教师顺利组织讨论,对其他组员的论点给予点评,并能适时给出有理有据的答案。课中,会要求一名同伴教师以小讲课形式给组员提供某些特定诊断、检查或治疗的额外信息(已包含在同伴教师版案例资料中)。

课中讨论的简要流程如下:
- 介绍:介绍患者及病情。
- 回答问题:学生以个人或 2~3 人组队的形式回答前几个问题。
- 列出答案清单:重点关注理由。
- 反思:同伴教师给出反馈信息(可安排小讲课),小组结合同伴教师的反馈信息,讨论他们认为哪些反馈是对的。
- 简要总结:最后由一名学生简要总结患者病情。
- 评估:由导师评价学生参与情况,分发下次课资料,分析总结本次课案例或讨论质量。

　　CBCR 的价值之一是培养学生根据新获信息调整诊断假设的能力。因此必须避免学生提前知道病案如何进展，尤其不能知道患者的病史或确诊信息。故请同伴教师千万不能在课前向组员透露案例相关信息。

同伴教师带教技巧

　　我们希望同伴教师能全程参与案例所有临床决策环节的讨论。以下技巧有助于同伴教师胜任该角色：

- 确保组员已经尽其所能地回答了问题，再提供点评和补充信息。
- 避免小组冷场，让每个学生都参与讨论。即使准备得不好的学生也可尝试回答问题。
- 将文献带到课堂，有助于在课中解决一些预料之外的问题。导师不应作为第一信息来源，但在小组讨论陷入僵局时，可向导师求助。
- 如同伴教师准备充分，讨论进度可完全由同伴教师掌握，导师可袖手旁观。
- 同伴教师可使用白板、白板纸或幻灯片制作表格（详见第六章表 6-1）或小讲课。
- 同伴教师对案例编写质量最有发言权，有任何建议意见，要反馈给导师。
- CBCR 有助于培养同伴教师领导能力，3 个人可按以下角色分工。

　　（1）主持人

　　1）组织讨论。

　　2）安排发言顺序，让每个人都参与（尤其要让沉默学生发言，例如，一个学生回答问题后，让其邻座学生对其答案发表意见）。

　　3）合理规划时间。

　　（2）记录员

　　1）讨论后理出关键问题。

　　2）每个问题讨论结束做总结。

　　3）在白板上记录关键信息，填写表格（详见第六章表 6-1）。

　　（3）内容专家

　　1）严格：不轻易满足于组员给出的答案。

　　2）刨根问底：组员给出的答案，反复询问其依据和逻辑是什么。

　　3）查找答案：未当场解决的问题，争取在本次课结束前找到答案。

　　在课中，3 人尽量能互换角色，因为导师会评价同伴教师的整体表现。

小讲课

　　小讲课的目的是为学生提供更多背景信息来推动讨论进程。所提供的信息

必须是直接相关的(如对诊断性辅助检查的解读),或能让组员更好理解某个主题的(如相关病理生理学解释)。小讲课技巧有:

- 形式和内容简洁

形式:幻灯片尽量少字多图;结构清晰。

内容:有理有据;注意细节。

- 保持互动

关注你传达的信息是否被接收;

提问;

注意声音和表达;

了解组员课前准备情况。

注意:小讲课的目的不是让同伴教师把自己掌握的知识背一遍,而是让组员听懂。小讲课时长不应超过 5 分钟。

幻灯片和白板

经验表明,在 CBCR 课上使用幻灯片会破坏临床思维过程。因此,幻灯片仅限用于展示新的案例资料和小讲课。推荐尽可能使用黑板或白板进行诊断假设和疾病症状的互动讨论。列一个矩阵表格,横纵轴分别标注诊断假设和症状、体征、检查结果,有助于明确诊断思路。

组员任务

希望所有学生课前充分准备,课中积极参与讨论。

导师任务

导师主要负责督导,鼓励学生针对案例暴露的临床问题进行充分讨论。导师不负责专业知识的传授,只起顾问作用,仅在必要时回应学生咨询。此外,导师负责评估所有学生的积极参与度。导师会根据学生表现向学生(特别是同伴教师)提供反馈。

每次课结束时,导师负责将同伴教师版案例资料发给下次课的同伴教师。

课程考核

[介绍每次课和期末如何考核,缺课如何处理。]

本门课要求学生无论作为组员还是同伴教师均需积极参与,并通过 CBCR 考试。参与分占比 12%,考试得分占比 88%(这是乌得勒支大学医学中心的例子)。

建议尽量每次课都参加。缺席的课可跟随另一组补上,必须事先征得另一组组员和导师同意,但不计参与分。缺课 3 次或 3 次以上的,如有正当理由且有辅导员证明的,可与教研室联系豁免。

CBCR 课参与分

[介绍课中如何评估学生表现(详见第七章)。组员和同伴教师的评分应有所区别。给分标准需要明确。]

组员参与分

每次课后,导师根据以下标准为学生评参与分:

(备注:本段中提到的是乌得勒支大学医学中心使用的分数和评分标准,可根据当地情况加以调整。)

若参与较好,学生每次课得 1 分。以下两种情况学生得 0 分:

(1) 参与讨论不积极。每个学生都必须参与讨论。同伴教师和导师会提醒因怕尴尬或腼腆而保持沉默的学生参与,不能只到课不发言。

(2) 课前准备不充分。可以从发言积极程度来判断是否准备充分。提前准备了相关知识的学生才能推动讨论进程。那些没有准备,为了参与而参与,对小组讨论没有实质性贡献的学生不能推动讨论进程。这样做倒不是营造考试气氛让学生恶意竞争,主要是充分准备才能保证讨论顺利。

同伴教师参与分

同伴教师应该比组员准备得更充分,他们在讨论中必须要有实质性表现,这个可从临床思维每一步总结汇报的质量来判断。必须展示他们对案例相关病理生理学知识和推理过程的了解。

同伴教师每次课最多可得 2 分。导师会密切关注同伴教师引导讨论的方式、掌握的相关知识以及组织小组的方式。给分规则如下:

(1) 0 分:准备不足,课堂组织不佳。

(2) 1 分:准备一般,课堂组织一般。

(3) 2 分:准备充分,课堂组织很好。

每个学生至少担任 2 次同伴教师角色。如有病假或者缺课,可以考虑担任第三次同伴教师来弥补。每次课同伴教师不可超过 3 位。(如存在缺课)小组必须做好协调,确保每次课至少有 2 名学生担任同伴教师。

争议

我们期望通过导师制来提供优质的教育。但导师的指导和给学生的打分难免存在争议。如有任何问题,请随时与教研室联系[电子邮件地址]。

CBCR 考试

［这一段介绍何时考试、考什么、怎么考。可以给出一些样题。］

CBCR 考试题会先给出一段病例摘要，包括患者年龄、性别和就诊时的症状（可能还会有一些其他信息），之后是问题。

学生需要从一张表中选出正确答案，表里面是各种可能的答案，按类别细分为"诊断""病史特征""体格检查""诊断性检查选项"和"处理"。可能是单选，也可能是多选。

正式考试前一个月，会有一场模拟考试。

［此处可以给出样题，详见第七章表 7-1。］

考试规则

［这部分介绍考试准入规则和条件。如学生必须满足某些条件（最低参与分或最低出勤率等）方可考试，需在此说明。如有缺课如何弥补，怎么算通过考试，都在此说明。］

补考规则

［任何有关补考的规则都应在此说明。］

重修规则

［任何有关重修的规则都应在此说明。］

（李晓丹　译，高慧　姚巡　卿平　审）

附录
CBCR 示例

一名因颈部肿块就诊的 17 岁女孩

导师版

本案例由荷兰乌得勒支大学医学中心的众多专家历时多年设计修订，并由 Steven Durning 博士和 Lieke van Imhoff 博士完成本篇最终的编译工作。

引入

颈部肿块很常见，且病因众多。儿童的颈部肿块多由一个或多个肿大的淋巴结导致，需要通过详尽的病史和体格检查得出最终诊断。

案例目标

学生将通过本案例，学习颈部肿块发生的不同病因，能够根据病史、体格检查及辅助检查进行鉴别诊断，给出对应的治疗方案，并对该案例进行简要总结。

课前准备

（这里指荷兰乌得勒支大学医学中心课前准备和考核方法。请根据本地要求修订使用。）

学生需阅读以下文献准备案例问题 1~3。

参考资料（学生版）

1. De Jongh et al. Diagnostiek van alledaagse klachten. Hoofdstuk 6: vergrote lymfeklieren. Houten: Bohn Stafleu van Loghum; 2011. p. 93–105

参考资料（同伴教师版）

1. Velde van de CJH, Krieken JHJM, Mulder de PHM, Vermorken JB. Oncologie. Achtste herziene druk. Houten: Bohn Stafleu van Loghum; 2011. p. 581–96 [Dutch]
2. Lissauer T, Clayden G, editors. Illustrated textbook of Pediatrics. 4th edition. London: Elsevier; 2012. p. 371–373

评分方法

学生:积极参与课堂讨论,1 分;缺席或未积极参与,0 分。

同伴教师:准备充分,在讨论中能起引导作用,2 分;准备充分但领导力不足,1 分;准备不足且领导力差,0 分。

时间安排建议

问题 1~3	25 分钟
问题 4~5	20 分钟
问题 6~7	15 分钟
问题 8~9	20 分钟
小讲课	5 分钟
问题 10~11	20 分钟

第一阶段:案例摘要

你是一名全科医生(general practitioner,GP)。患者今年 17 岁,由她的父亲带来你的诊室就诊。你知道她是一个缺乏安全感的女孩。

患者的父亲告诉你,她的脖子肿了 6 周,但由于患者起初患过感冒,所以他对于女儿脖子的肿块并不担心。然而,当她的感冒痊愈后,肿块仍然存在且变得更加明显,于是前来就诊。

4 个月前,患者曾因为持续感冒就诊,在她父亲的要求下进行了胸部 X 线检查,结果未见异常,但你还是对她进行了抗生素治疗。此次前来,患者同时还伴有皮肤瘙痒。"医生,她会不会对那些抗生素过敏?所有这些药物,我都不喜欢。"患者的父亲说。在整个问诊过程中,都是患者的父亲与你交谈,而患者本人则心不在焉地盯着窗外。

问题 1　该患者的主诉是什么? 他们前来寻求什么帮助?

提示信息(同伴教师版)

父母的诉求和患者的诉求 [1] 一样吗? 她的父母是否考虑过肿块的可能/具体原因?

瘙痒是否像患者的父亲所想,是由 4 个月前的抗生素治疗引起?

1　寻求帮助是患者就诊的根本动机, 也是患者希望通过就诊达到的目标。

参考信息(导师版)

该患者的主诉是颈部肿块 6 周。

患者父母的看法在他们就诊过程中起主导作用。他们很担心他们的女儿,怀疑她是否患有 Pfeiffer 综合征(一种罕见的常染色体显性遗传病)、其他感染,甚至是恶性肿瘤。为了更好地做出诊断和治疗决策,弄清他们对女儿病情的担心重点至关重要。

患者自身的担忧尚不清楚:她是否也由于这些症状而感到担心? 她是想知道肿块的原因,还是只想让父母放心? 她还没有说话,但她似乎不像她父亲那样担心。

还需要注意的是,患者同时伴有瘙痒症状。药物反应在停药后通常很快消失,因此,服用抗生素 4 个月后仍持续存在的瘙痒不可能由药物过敏引起。

对于传染性单核细胞增多症患者,阿莫西林治疗可能会导致皮疹、瘙痒,但这种情况也不太可能在治疗后 4 个月内仍持续存在。

问题 2　对主诉的可能病因进行初步分类

提示信息(同伴教师版)

同伴教师应尝试通过表格整理同学们的答案,在表格的第一列中列出可能导致颈部肿块的病因,例如感染等,同时需要考虑淋巴结肿大以外的其他情况。

这些病因导致颈部肿块的概率有多大? 针对此案例应如何进行鉴别诊断?

	病史		体格检查		辅助检查	
	支持	不支持	支持	不支持	支持	不支持
淋巴结病						
感染 –病毒 –细菌 –其他						
引起颈部肿块的其他原因						

参考信息(导师版)

此表的目的是教会学生如何进行临床思维分析,通过思考案例中的不同病因,加深对概念的理解。附录中可找到完整表格。表格的剩余部分将在此次课的后续部分完成。

学生可能在鉴别诊断中遇到一定困难,此表格可以通过器官系统或疾病的主要类别对病因进行分类。

淋巴结肿大最常见的病因是病毒和细菌感染,也可见于恶性肿瘤(40 岁以上患者中占 4%,40 岁以下的患者中占 0.4%)。霍奇金淋巴瘤最常见于 15~45 岁人群,首发症状通常为颈部淋巴结肿大。淋巴细胞白血病的典型症状通常不包括淋巴结肿大,但常伴全身症状。全身性疾病较为罕见,且以淋巴结肿大为首发症状的情况极为罕见。药物副作用导致的淋巴结病也较罕见。

脂肪瘤和皮脂腺囊肿多见于成人,通过体格检查很容易与淋巴结肿大鉴别。此外,由于甲状腺位于颈部中央,因此甲状腺肿大通常也易与淋巴结肿大形成鉴别诊断。甲状舌管囊肿较罕见,通常发生于儿童时期。鳃裂囊肿在青年期仍可能发生。

问题 3　为进一步鉴别诊断这些可能的病因,还需要补充哪些病史信息?

提示信息(同伴教师版)

思考能够支持或排除以上诊断的问题。

让学生解释为什么要问这个问题:该问题对鉴别诊断有何帮助?

尝试将问题进行分类,分为肿块相关的问题和用于完善病史的问题。

参考信息(导师版)

封闭式提问也是病史采集的一部分。本问题的重点在于哪些答案能够有助于进行鉴别诊断。

可能有用的问题:

(1) 肿块部位是否存在疼痛?

通常,淋巴结肿大不会产生疼痛,疼痛可能是由炎症引起的。霍奇金淋巴瘤患者可出现饮酒后淋巴结疼痛。

(2) 其他部位是否存在肿块?

区分孤立性肿块和全身性肿块至关重要。

(3) 肿块是否有(迅速)变大?

感染引起的淋巴结肿大通常持续 3~4 周,若大于 4 周需要进一步检查。若淋巴结肿胀进展缓慢可能怀疑为恶性肿瘤。

(4) 患者是否出现发热、盗汗和/或体重下降(B 症状)?

这些症状可能与恶性肿瘤或全身性疾病有关。

(5) 患者是否出现全身瘙痒?

全身瘙痒可能与血液系统恶性肿瘤有关,例如霍奇金淋巴瘤。

(6) 患者是否去过其他国家?

若是,则肿块更可能由感染引起。

(7) 患者是否养宠物?

若是,则需考虑猫抓病(由汉赛巴尔通体引起)或弓形虫病(由原生动物弓形虫引起,可由猫的粪便携带)。

(8) 患者是否在使用药物?

一些抗癫痫药物存在非常罕见的副作用,会导致淋巴结肿大。

(9) 有助于明确患者诉求的问题

患者自己担心吗? 这些症状会影响她的日常生活吗? (例如,因瘙痒或担心病因而致睡眠质量下降等)

第二阶段:病史采集

在过去的几周里,患者颈部的肿块似乎恶化了,但没有皮疹或伤口。患者从2周前开始感到非常乏力,甚至难以起床。因为生病乏力,她已经有几周没有去上课了。她经常因大汗而惊醒,但没有测量过体温,也不知道体重是否有所减轻。她的感冒已经持续了数周,但除前次的抗生素治疗外,没有使用其他药物。她是在感冒之后才注意到肿块的存在,且肿块只局限于颈部。除颈部肿块及乏力外,没有感到其他不适。她没有宠物猫接触史,去年曾前往法国度假,没有离开欧洲。

问题4 哪些病史信息对鉴别诊断有帮助?

提示信息(同伴教师版)

与学生讨论病史各个部分,并将讲义中的信息填入表格。如果信息增加某个诊断的可能性,请将此信息填入"支持"框,如果信息降低某个诊断的可能性,请将这些信息填入"不支持"框。

参考信息(导师版)

这是一个孤立性肿块,且没有与之对应的局灶感染。近期的上呼吸道感染导致的颈部肿块不可能长期存在。

乏力、盗汗及肿块进行性生长均提示恶性肿瘤的可能,同时这些症状也可见于肺结核或人类免疫缺陷病毒感染。孤立性肿块提示全身性疾病的可能性较小。

问题5 需要进行哪些体格检查? 如何通过这些检查进行鉴别诊断?

提示信息(同伴教师版)

学生需要选择进行哪些体格检查,并解释如何通过这些检查进行鉴别诊断。

尝试把体格检查分为针对肿块的检查和全身检查,并将视诊、触诊和听诊区分开来。

参考信息(导师版)

该患者的体格检查将包括以下内容。

（1）肿块部位的体格检查

1）区分淋巴结肿块和其他肿块

如果肿块位于非淋巴结区域,则很容易区分。肿块也可能是皮脂腺囊肿或汗腺炎(常见于腋窝和腹股沟),通常与皮肤相连。脂肪瘤则在皮下较深部位,且通常比淋巴结大。

2）淋巴结检查:位置、质地、大小、活动度(可自由移动或较固定)。

柔软、活动、疼痛的淋巴结是感染发炎的典型表现;而坚硬、固定、无痛的淋巴结可能为恶性肿瘤。一般而言,10mm 是正常淋巴结直径的上限,淋巴结越大,恶性肿瘤的可能性越大。

（2）全身体格检查

1）其他淋巴结部位的触诊(颈部、腹股沟、腋窝)

全身淋巴结肿大可能提示感染(例如传染性单核细胞增多症或人类免疫缺陷病毒感染)、全身性疾病或非霍奇金淋巴瘤。

2）耳鼻咽喉检查

有助于确定可能的感染病灶。

3）皮肤视诊

由于瘙痒的临床表现,因此需要寻找皮肤发红、抓挠或干燥的迹象。

（3）一般情况检查

1）体温测量

确定可能的发热。

2）体重测量

监测体重变化。

第三阶段:体格检查结果

患者面色苍白、面容疲惫。体温 37.1℃。

她现在体重为 49kg,而 6 周前体重为 52kg。皮肤没有发红或其他异常。耳、鼻和咽喉部位的检查也未见异常。于左颈底部,紧邻胸锁乳突肌处可触及一质硬的颈淋巴结,直径约为 3~4cm,未与皮肤粘连,但固定于下层组织,无触痛。其他淋巴结区未触及异常淋巴结。

问题 6　哪些体格检查结果有助于鉴别诊断？现在最可能的诊断是什么？

提示信息(同伴教师版)

与学生讨论每一项体格检查结果的意义,并让学生将讲义中的信息填入表格。如果某一项检查结果支持该诊断,请将此信息填入"支持"框,如果结果不支持该诊断,请将这些信息填入"不支持"框。

从表格中得到的最可能的诊断是什么? 是否有可以排除的诊断?

参考信息(导师版)

淋巴结的大小(直径 3~4cm)和活动性差的特点均提示恶性肿瘤。患者的体重减轻也支持这一假设。

虽然结核病尚不能排除,但由于患者年龄较小,且无结核病流行地区旅居史,故可能性较小。

问题 7　需要进行哪些辅助检查以确认或排除诊断?

提示信息(同伴教师版)

让学生思考应进行哪些实验室检查及辅助检查。但需要记住,作为全科医生能进行的检查是有限的。

如果学生提供了多个答案,应让其选择最想要进行的检查项目,并明确这些检查对鉴别诊断的意义。

参考信息(导师版)

应对该患者进行血液检查和胸部 X 线检查。血液检查包括全血细胞五分类计数和红细胞沉降率(ESR),以及 EB 病毒血清学检查。值得注意的是,有时实验室指标正常并不能排除初发的严重疾病。胸部 X 线检查有助于识别可能的纵隔增宽和/或结核病。

考虑到各鉴别诊断在病理上的严重性,无论实验室检查的结果如何,全科医生都应咨询儿科医生。根据血液检查和胸部 X 线检查的结果,患者入院后还需行进一步辅助检查。

第四阶段:辅助检查结果

你决定对患者行血常规及胸部 X 线检查,并将在之后与患者及其父母一同讨论检查结果。实验室结果如下:

血红蛋白	7.4mmol/L	(正常值:7.4~9.6mmol/L,女性)
淋巴细胞	$6.4×10^9$/L	(正常值:$4.0×10^9$~$10.0×10^9$/L)
	分类未见异常	
血小板	$234×10^9$/L	(正常值:$150×10^9$~$400×10^9$/L)
ESR	65mm/h	(正常值:2~24mm/h,女性)
EB 病毒血清学检查	阴性	

将胸部 X 线结果与 4 个月前比较:

第四阶段:辅助检查结果(续)

4 个月前胸部 X 线结果　　　　　目前胸部 X 线结果

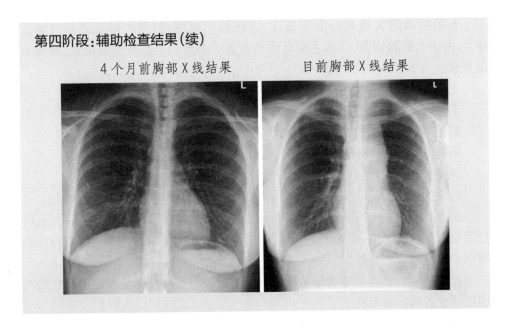

问题 8　胸部 X 线结果有何发现?

提示信息(同伴教师版)

让学生系统地描述这两张 X 线片,描述 X 线片所有情况,包括拍摄质量、结构,最后指出其中的异常。

左图的胸部 X 线片拍摄于 4 个月前,当时患者因咳嗽、发热前来就诊,图像未显示任何异常。

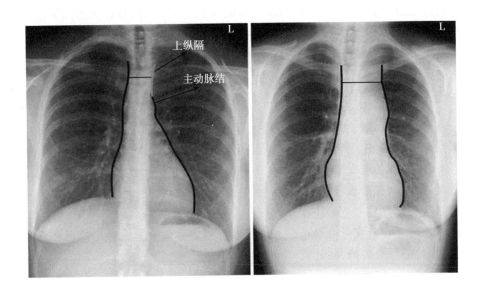

右图的胸部 X 线片与左图相比,上纵隔明显增宽(图中横线表示纵隔宽度)。由于上纵隔增宽,导致主动脉结不可见。心脏的大小及形态正常,肺部未见异常。

上纵隔增宽很可能由淋巴结肿大引起。

参考信息(导师版)

参考同伴教师的提示信息。在课程开始之前仔细查看图像。

问题9　目前最可能的诊断是什么? 应该使用什么治疗策略?

提示信息(同伴教师版)

与学生讨论实验室检查结果和胸部 X 线片,并再次填入表格。

胸部 X 线片的结果最有意义,提示恶性肿瘤的可能性大。淋巴结肿大也可能是由肺结核引起的,但 X 线片上未见典型浸润,且病史未提及结核病流行区的旅居史或与感染者接触史。

最有可能的恶性肿瘤类型是什么? 还需要进行哪些辅助检查以确诊? 是否需要将患者转诊给专科医生?

参考信息(导师版)

患者很可能患有恶性淋巴瘤,根据其年龄推测,很可能是霍奇金淋巴瘤。霍奇金淋巴瘤最常见于成年早期和成年晚期(55 岁后)。然而,也不能排除非霍奇金淋巴瘤的可能。

应该将患者转诊至儿童血液科行进一步检查和治疗。淋巴结切除活检是确诊的必要手段。细针穿刺(FNA)活检不能取到足够组织,因此不足以确诊霍奇金淋巴瘤。

除此之外,还需要进行 CT、PET 或集成式 PET-CT 扫描等其他影像学检查来评估整个淋巴系统。尽管霍奇金淋巴瘤很少累及骨髓,但仍应考虑行骨髓活检以确定骨髓的累及情况。待完成以上所有检查后,可确定疾病的分级。

第五阶段:治疗结果

你将患者转诊给儿科医生,进行后续检查。根据活检和 PET-CT 扫描结果(胸部 CT 扫描,淋巴瘤侵及纵隔;腹部 CT 扫描,无异常;骨髓活检,无异常),诊断为ⅡB 期霍奇金淋巴瘤。患者现在正在接受化疗,出现了脱发及恶心的副作用,但耐受性良好。若她因白细胞减少而发热,就需要接受静脉注射抗生素治疗。

患者于诊断霍奇金淋巴瘤 6 个月后肿瘤完全清除。她的儿童血液科医生称,她的预后良好,估计完全治愈的概率超过 90%。

小讲课：由一位同伴教师进行简短汇报

提示信息（同伴教师版）

将由一位同伴教师进行一次小讲课（不超过 5 分钟，不超过 5 张幻灯片）。小讲课的目的是向同学们简要而清晰地解释霍奇金淋巴瘤，并不要求对这种疾病进行完整而详细的概述。

在小讲课中回答以下问题：

（1）霍奇金淋巴瘤的发病率是多少？该病主要发生在什么年龄段？

（2）霍奇金淋巴瘤的病理生理机制？

（3）简要说明霍奇金淋巴瘤和非霍奇金淋巴瘤之间的区别？

（4）如何治疗霍奇金淋巴瘤（介绍治疗原则即可，无须介绍关于化疗类型和其他药物的具体细节）？

（5）霍奇金淋巴瘤的预后如何？

问题 10　由一位学生用几分钟的时间按照时间顺序做案例总结

提示信息（同伴教师版）

如有必要，可以帮助学生使用以下格式进行总结。

我接诊了一位＿＿＿岁的男性/女性患者，主诉为＿＿＿＿＿＿。患者曾患有＿＿＿＿＿＿（相关既往史），相关药物史为＿＿＿＿＿＿。

病史采集中发现的主要问题是＿＿＿＿＿＿。体格检查发现＿＿＿＿＿＿，辅助检查表明＿＿＿＿（阳性结果或有意义的阴性结果）。综上所述，患者为一名＿＿＿岁的男性/女性，可能患有＿＿＿＿（最可能的诊断），因此需要进行＿＿＿＿（额外的检查或方案）。在鉴别诊断中还应考虑＿＿＿＿＿＿。

问题 11　假设患者的病史发生改变，最有可能的诊断是什么？

1. 一名 17 岁女孩，颈部淋巴结肿大，咽喉疼痛。体格检查发现颈部双侧有肿痛淋巴结，咽部呈红色，扁桃体肿大伴分泌物。

2. 一名 17 岁女孩，颈部淋巴结肿大，咽喉疼痛，瘙痒性皮疹 2 天。因考虑为细菌性扁桃体炎，已接受抗生素治疗。体格检查发现双侧有肿痛淋巴结，肝下缘可于右侧肋下缘约 2cm 处触及。

3. 一名 17 岁女孩，与家人于几年前从非洲国家移民而来，颈部有一个孤立的肿大淋巴结，一个月内体重减轻 4kg，伴有盗汗。

4. 一名 17 岁女孩，颈部有多个肿块，随吞咽移动，诉心悸、脱发及大量出汗。

提示信息（同伴教师版）

这个问题能够很好地测试学生是否掌握了该案例的内容。你可以通过已完成的表格获取很多信息。这个问题的目的是指出最有可能的诊断。但由于所提供的信息有限，因此不能排除其他诊断。

参考信息（导师版）

1. 最可能的诊断为扁桃体炎（上呼吸道感染）导致的反应性淋巴结病。扁桃体炎通常由病毒感染引起，少数也可能由细菌（通常为 A 族链球菌）感染引起。

2. 由于肝下缘可以触及，因此更可能为单核细胞增多症（EB 病毒感染）。皮疹与病毒感染的症状相吻合，但也可能是抗生素治疗引起的。

3. 肿块伴盗汗及体重减轻值得警惕。考虑到患者的原籍所在地，结核病的可能性很高，但不能排除其他热带感染或恶性淋巴瘤的可能性。

4. 患者的临床表现最符合甲亢。多处肿块提示患者可能患有毒性结节性甲状腺肿。借此让学生了解，除淋巴结病以外，其他病因也可以引起局部肿块。

附　表

淋巴结病	病史		体格检查		辅助检查	
	支持	不支持	支持	不支持	支持	不支持
感染						
局部感染反应（如扁桃体炎）		无局部感染征象;无猫接触史（不支持猫抓病,弓形虫病）;无热带国家旅居史（不支持寄生虫病,结核病）				
病毒感染（如巨细胞病毒）	年龄;盗汗（结核病）		体重减轻（结核病）	无疼痛;肿块皮下固定;耳鼻咽喉区域无异常	红细胞沉降率升高	无淋巴细胞增多;EB 病毒阴性（不支持 EB 病毒感染）
细菌感染（如结核病.猫抓病）						
寄生虫感染（如弓形虫病）						
真菌感染						
恶性肿瘤						
局部原发性肿瘤	年龄（淋巴瘤）;瘙痒;盗汗;乏力;肿块进行性增大	年龄（不支持转移性肿瘤）	无触痛;体重减轻;质硬;肿块皮下固定		胸部 X 线片显示纵隔增宽（可能由淋巴结肿大引起）;红细胞沉降率升高	
淋巴瘤（霍奇金/非霍奇金淋巴瘤）						
淋巴细胞白血病						
其他肿瘤转移（如头颈部肿瘤）						

续表

	病史		体格检查		辅助检查	
	支持	不支持	支持	不支持	支持	不支持
系统性疾病						
系统性红斑狼疮	乏力	孤立肿块				
结节病						
药物						
苯妥英钠		无药物史；无其他并发症（皮疹关节痛）				
卡马西平						
其他原因						
甲状腺肿块						
孤立结节						
多发结节	其他症状		体重减轻	肿块位置		
甲状腺肿						
皮肤（下）肿块						
脂肪瘤		年龄；瘙痒；乏力；盗汗		肿块不固定于皮肤		
皮脂腺囊肿						
先天性						
甲状舌管囊肿		近期新发肿块；其他症状				
鳃裂囊肿						

（徐振圆　译，黄玥　李晓丹　柴桦　张林　审）

CBCR 示例 2
一名因双下肢水肿就诊的 68 岁男性

导师版

本案例由第比利斯国立医科大学 Gaiane Simonia 博士设计,由 Maria van Loon 博士编辑。

引入

在接诊单下肢水肿或双下肢水肿患者时,基层医生面临的一个普遍难题在于发现病因并确定有效的治疗方案。从良性疾病到危急重症,许多病症均能并发外周水肿。下肢水肿常见于心力衰竭、肝硬化、肾病综合征、深静脉血栓(水肿见于患肢)、特殊用药或特发性水肿等。系统性的方法能使下肢水肿的患者获得更为快速且经济的诊疗。

案例目标

掌握外周水肿(下肢水肿)的病因;掌握心力衰竭初期心源性水肿的一般治疗原则。

课前准备

(本案例是 TSMU 的课前准备和考核方法。使用者请参照本地具体修订使用。)
所有学生应阅读以下参考资料,提前准备问题 1~5 的答案。

背景资料(学生版)

1. Harrison's Principles of Internal Medicine: Volumes 1 and 2, 18th Edition, p. 290
2. Kumar V, Abbas AK, Aster JC. *Robbins and Cotran Pathologic Basis of Disease*, 8th ed. Elsevier Saunders, Philadelphia 2010, Chapter 4. Hemodynamic disorders, Thromboembolic disease, and Shock. Edema
3. Ferri: Ferri's Clinical Advisor 2012, 1st ed

参考资料(同伴教师版)

1. Fly JW, Osheroff JA, Chambliss ML, Ebel MH. Approach to leg edema of unclear etiology. *Journal of the American Board of Family Medicine* 2006;19:148–160
2. Ramanathan M. Idiopathic Edema: A Lesson in Differential Diagnosis. *Medical Journal of Malaysia*. 1994;49:285–288
3. Beth E. Schroth, Evaluation and management of peripheral edema. *Journal of the American Academy of Physician Assistants*. 2005;18:29–34
4. Skorecki K, Chertow GM, Marsden PA, Taal MW, Yu ASL. *Brenner and Rector's* The *Kidney*. Philadelphia, PA: WB Saunders 2011, 9 ed, p. 1894

评分方法

学生:积极参与讨论得 1 分;缺席或未积极参与得 0 分。

同伴教师:准备充分,并能在讨论中起领导作用,得 2 分;准备充分,但在讨论中未起到领导作用,得 1 分;未做准备且无领导作用,得 0 分。

时间安排

第一阶段

问题 1   5 分钟

问题 2   10 分钟

问题 3   10 分钟

问题 4   10 分钟

问题 5   5 分钟

第二阶段

讲义 1

问题 6   10 分钟

问题 7   5 分钟

问题 8   10 分钟

小讲课   10 分钟

第三阶段

讲义 2

问题 9   10 分钟

问题 10   10 分钟

总结   10 分钟

第一阶段:案例摘要

　　患者是一位 68 岁的男性,他因为疲乏、头晕、双下肢水肿进行性加重 6 个月前来就诊。这段时间内他的体重也有所增加。此外,他注意到自己尿量逐渐减少,双腿常在夜晚或者久坐后出现水肿。患者是一名作家,常常在电脑前工作到深夜,但以往从未出现双腿水肿的情况。

问题 1　根据病史,患者双下肢水肿的病因可能是什么,外周水肿的诱发因素有哪些?

提示信息(同伴教师版)

学生需要理清水肿出现在早晨、夜晚或持续整天? 下肢水肿可能由久坐导致,因此,学生应该对患者的尿量进行询问。

参考信息(导师版)

外周水肿常由钠潴留和尿量减少导致,初发于夜晚和/或久坐后。

问题 2　根据病史,这位患者最可能的问题是什么?

提示信息(同伴教师版)

根据不同类型水肿的发病机制,学生需要阐释:

(1) 该患者的水肿是哪一种类型(全身或局部、单侧或双侧)?

(2) 水肿的持续时间是多久[急性(72 小时)或慢性]?

参考信息(导师版)

外周水肿很常见,许多全身性疾病及局部异常均能导致外周液体潴留。下肢水肿需要除外其他可能的病因才能确认为心源性。鉴别全身性水肿和局部水肿非常重要。学生们需要考虑下肢水肿的发病机制和可能的病因。

　　本案例中的患者具有一些心源性水肿的显著特征,如下肢水肿出现在夜间并伴有尿量降低。但应注意到,与呼吸困难和端坐呼吸等典型临床症状相比,双下肢水肿并非心力衰竭的特异性表现。且对于有久坐习惯的老年患者,双下肢水肿的病因更可能是外周性,而非心源性。

问题 3　对可能导致下肢水肿的病因进行初步分类。

提示信息(同伴教师版)

针对能够导致水肿的各类情况制作一个表格,可考虑的分类方式包括器官、系统或可能导致下肢水肿的各类药物。

	可能	较可能	不太可能
假说 1			

续表

	可能	较可能	不太可能
假说 2			
假说 3			
假说 4			
假说 5			
假说 6			
假说 7			
假说 8			

参考信息（导师版）

对于外周水肿的患者需要采用多系统方法进行评估。排除器官功能障碍至关重要，尤其是心脏、肝脏及肾脏功能障碍。此外，静脉功能不全及淋巴水肿等局部因素，以及药物导致的下肢水肿，也应纳入考量。建议根据已知信息填写以下表格。

	可能	较可能	不太可能
心力衰竭			
肝硬化			
肾病综合征			
静脉功能不全			
淋巴水肿			
药物因素			
肺动脉高压			
特发性水肿			

问题 4　基于以上列出的可能病因，讨论下肢水肿形成的病理生理机制。

提示信息（同伴教师版）

学生们应画出表格，列举可能导致水肿的病理生理机制。

外周水肿的病理生理机制
1
2
3
4
5

参考信息(导师版)

学生们应当考虑不同病因水肿的病理生理特征。

不同病因外周水肿的病理生理机制	不同病因外周水肿的病理生理机制
1. 胶体渗透压下降	4. 毛细血管通透性增加
2. 静水压增加	5. 炎症及高凝状态
3. RAAS 系统及利钠利尿肽系统的激活	

问题 5　为了进一步明确水肿的病因,需要补充收集哪些病史信息?

提示信息(同伴教师版)

提出的问题应有助于确定下肢水肿的病因。因此,学生们应仔细思考如何通过这些问题的答案明确诊断。学生们最可能提出的问题如下:

(1) 水肿会持续多久?

(2) 单侧水肿还是双侧水肿?

(3) 除了下肢,身体其他部位是否出现水肿?

(4) 水肿是凹陷性的吗?

(5) 水肿部位是否感到疼痛?

(6) 水肿部位的皮肤是什么颜色?

(7) 水肿持续到早晨吗?

(8) 患者是否肥胖?

(9) 是否存在呼吸困难?

(10) 患者是否感到疲惫?

(11) 饮食是否偏咸?

(12) 患者是否有夜尿症?

参考信息(导师版)

学生们最可能提出的问题如下:

(1) 水肿的病程有多长[是急性(<72 小时),还是慢性]? 如果急性起病,应首先排除深静脉血栓。本案例中这条并不适用,因为患者注意到水肿是在 6 个月前。

(2) 水肿是单侧还是双侧? 如果是单侧水肿,该患者是否有盆腔/腹部肿瘤的病史(排除压迫所导致的水肿)?

(3) 下肢水肿是凹陷性的还是非凹陷性的? 静脉功能不全或全身性疾病所导致的水肿是凹陷性的(按压水肿部位后,皮肤会出现短暂的凹陷);非凹陷性水肿通常是淋巴水肿或黏液性水肿的特征。

（4）水肿部位是否伴疼痛？深静脉血栓及反射性交感神经营养不良综合征所致的水肿通常伴有疼痛。慢性静脉功能不全可能导致轻微瘙痒。淋巴水肿通常无痛。

（5）患者是否有全身性疾病病史（心脏、肝脏或肾脏疾病）？

（6）水肿是否在过夜后有所改善？与淋巴水肿相比，静脉性水肿及坠积性水肿常在过夜后缓解或消失。

（7）患者是否有特殊的药物史？一些特定的药物，如钙通道阻滞剂、NSAID、类固醇类药物、雌激素等可能导致下肢水肿。

（8）患者是否有睡眠呼吸暂停的病史？睡眠呼吸暂停可能导致肺动脉高压，这也是下肢水肿的一个常见病因。睡眠呼吸暂停的可疑症状包括鼾声响亮、白天嗜睡或颈围超过 43.18cm。

（9）患者是否有呼吸困难史（夜间阵发性呼吸困难、劳力性呼吸困难或静息状态下呼吸困难）？心力衰竭最特异的初期表现即夜间阵发性呼吸困难，坐位或站立位可缓解（端坐呼吸）；随着病情进展，劳力性呼吸困难开始出现；静息状态下呼吸困难则提示严重心力衰竭。

（10）充血性心力衰竭通常伴有夜尿症（夜晚尿量增多）；然而夜尿症并非心衰的特异性症状，它还可见于肾功能不全和老年生理性夜尿增多。

通过屏幕展示讲义并朗读

第二阶段：病史采集结果

采集病史时，患者告诉你他有 6 年的轻度高血压病史，但他没有规律服用降压药，仅在头疼发作时服用氢氯噻嗪。他的公寓在三楼，通常他不需要乘坐电梯。但最近由于上楼梯感到气短，他开始乘坐电梯。他习惯吃偏咸的食物。

问题 6：目前最可能的诊断是什么？

提示信息（同伴教师版）

同伴教师在展板上画出表格，以便提出恰当的问题（可提前完成，但只能在此时展示）。学生们在表格中填写从病史中获得的信息。哪一诊断目前看来可能性最大？

已知信息	HF	LC	NS	VI	淋巴水肿	药物因素	PH	IE
1. 下肢水肿 >72 小时(约 6 个月)								
2. 无痛性水肿								
3. 双侧								
4. 夜晚有所改善								
5. 运动时引起气短								
6. 高血压病史								
7. 尿量减少								
8. 高盐饮食								

HF:心力衰竭;LC:肝硬化;NS:肾病综合征;VI:静脉功能不全;PH:肺动脉高压;IE:特发性水肿。

背景信息(导师版)

已知信息	HF	LC	NS	VI	淋巴水肿	药物因素	PH	IE
1. 下肢水肿 >72 小时(约 6 个月)	+	+	+	+	+	+	+	+
2. 无痛性水肿	+	+	+	+	+	+	+	+
3. 双侧	+	+	+	+	+	+	+	+
4. 凹陷	+	+	+	+	−	+	+	+
5. 夜晚有所改善	+	−	−	+	−	+	+	+
6. 运动时引起气短	+	−	−	−	−	+	+	+
7. 高血压病史	+	−	−	−	−	+	+	+
8. 尿量减少	+	+	+	−	−	+	−	−
9. 高盐饮食	+	+	+	−	−	+	−	−

HF:心力衰竭;LC:肝硬化;NS:肾病综合征;VI:静脉功能不全;PH:肺动脉高压;IE:特发性水肿。

可能的病因	可能	较可能	不太可能
心力衰竭	√		
肝硬化		√	
肾病综合征		√	
静脉功能不全		√	
淋巴水肿			√
药物因素			√
肺动脉高压			√
特发性水肿			√

问题 7　你应该为患者进行哪些部分的体格检查？如何通过这些检查鉴别下肢水肿的不同病因？

提示信息（同伴教师版）

学生们应决定给患者进行哪些体格检查（视、触、叩、听）。

参考信息（导师版）

针对该患者的临床评估应包括以下内容：

生命体征：血压、心率、呼吸频率及颈外静脉压是做诊断的重要依据。例如，血压降低常见于肾病综合征或肝硬化，而血压升高提示动脉性高血压（可导致心衰）。心动过速可能是心衰的代偿征象。若出现微弱、不规律的脉搏，或者交替脉，常提示左心功能下降。静息状态下呼吸频率增加，是呼吸困难的重要征象。

视诊：下肢皮肤红斑常提示急性静脉炎及静脉血栓。水肿患肢的下部皮肤变为褐色与慢性静脉功能不全相关。发现心衰体征（如发绀、颈外静脉扩张、端坐呼吸）、肝病体征[如蜘蛛痣、黄疸、海蛇头征（腹壁静脉曲张）、肝掌]或肾病体征（如严重贫血引起的皮肤苍白）对于确定全身性疾病因很有帮助。

触诊及叩诊：触诊能发现水肿是否伴有压痛（深静脉血栓及血栓性静脉炎常伴压痛，而淋巴水肿通常无压痛），也能鉴别凹陷性水肿与非凹陷性水肿。淋巴水肿的典型征象为 Kaposi-Stemmer 征，具体表现为脚背、第二个脚趾根部皮肤无法捏起皱褶。对于心力衰竭（以下简称心衰）患者，通过触诊及叩诊能发现左心室扩大的体征。对于全身性水肿患者，通过触诊和叩诊，能发现腹腔积液（移动性浊音）及胸腔积液（肺底浊音）。在水肿的鉴别诊断中，通过触诊和叩诊测量肝界非常重要。肝界增大可能出现于右心衰及肝硬化患者。此外，肝颈静脉回流征（通过在肝区向腹部施加中等压力）有助于诊断右心衰。

听诊：收缩期和/或舒张期杂音能提示心衰的可能原因。病理性 S_3 心音的出现（舒张早期奔马律）是心衰的特异性体征，提示左心室功能障碍；病理性 S_4 心音可在充血性心衰中闻及。此外，严重的肺充血可闻及啰音及胸腔积液。

对于年轻女性，若没有证据支持其他病因，可根据病史和体格检查诊断为特发性水肿，而无须进一步检查。

问题 8　需要进行哪些辅助检查？尝试列出能明确外周水肿病因的检查。

提示信息（同伴教师版）

导致双下肢水肿的病因众多，需要进行一系列辅助检查确定最终病因。学生们应试着列出需要进行的血液检查，以及其阳性结果所提示的病因，同时思考如何通过影像学检查及其他非侵入性检查进行鉴别诊断，确认每个检查结果能支持或排除某一诊断。

参考信息（导师版）

通过以下实验室检查排除导致下肢水肿的全身性疾病：全血细胞计数（CBC）、尿常规、电解质检查（血浆钾及钠浓度）、肌酐、血糖、白蛋白及胆红素水平。

考虑心源性水肿的患者应进行心电图、心脏超声及胸部 X 线检查。对于呼吸困难的患者，应检查脑钠肽（BNP）以排除心衰。BNP 排除心力衰竭的特异性高达 90%，是最具特异性的生物标志物之一。

考虑肾病综合征的患者，除上述基本实验室检查外，还需进行血脂检测；考虑肝硬化的患者，则还需检查血清 ALT、AST 及碱性磷酸酶，并进行无创（超声、CT）和有创（肝脏活检）检查。

动态静脉压检测、静脉多普勒成像及体积描记仪等检查可用于排除慢性静脉功能不全。

小讲课　**问题 8 的讨论结束后，将由一位同伴教师进行一次小讲课，讲解用于鉴别诊断外周水肿的辅助检查。**

提示信息（同伴教师版）

外周水肿并非特异性症状，可能的病因多种多样。因此，除了客观性和可重复性相对较差的体征（如心尖搏动移位、闻及 S_3 或 S_4 心音），还需要进行一系列辅助检查以明确诊断。

在小讲课上，应通过总结生化检查、器械检查及侵入性检查等辅助检查对可能的病因进行鉴别诊断。

小讲课的内容应有助于学生们在第三阶段对检查结果的解读。

小讲课的主要目的是为学生提供能够直接应用于后续案例的相关知识而不是让同伴教师事无巨细地讲解相关主题的知识。因此，同伴教师应当确保展示中所提供的知识能直接应用于案例讨论（如病理生理学过程或相关诊断检查的优劣等），以帮助学生通过这些基础知识更好地理解案例，这才是真正的同伴教学。由于展示时间一般小于 10 分钟，甚至更短，同伴教师应当有选择地介绍他们搜集到的内容。

参考信息（导师版）

背景信息较同伴教师所讲述的更为详尽。

小讲课应按照从体格检查到辅助检查的顺序，梳理以下项目。

系统性评估（生化检测）

（1）血常规；

（2）尿常规；

（3）血电解质；

（4）血肌酐；

(5) 血糖；

(6) 胆红素；

(7) 白蛋白；

(8) 血脂。

特殊检查

(1) 心力衰竭：ECG、超声心动图、血浆 BNP、胸部 X 线检查。

(2) 肝硬化：ALT、AST、胆红素、碱性磷酸酶、凝血酶原时间（PT）、血清白蛋白、腹部超声、肝脏活检。

(3) 肾病综合征：血清白蛋白、尿常规、血肌酐、血脂。

(4) 淋巴水肿：腹部/盆腔 CT（以排除恶性肿瘤）。

(5) 慢性静脉功能不全：动态静脉压监测、静脉彩超、容积描记仪。

同伴教师应阐明每一种病理类型的诊断路径，强调每种辅助检查的对于下肢水肿的意义和特异性。

对于下肢水肿的患者，血常规结果能提示某些疾病，例如，白细胞增多合并双下肢发红伴疼痛，提示深静脉血栓，而贫血则是慢性肾病的特征。

低白蛋白血症（正常值：35~55g/L，或血浆蛋白的 50%~60%）往往见于肾病综合征或肝硬化患者。这两类患者可通过尿常规及血脂结果进行鉴别：严重的蛋白尿、低白蛋白血症、高脂血症（总胆固醇 >10mmol/L）、血肌酐升高（正常值：26.5~115μmol/L，肌酐水平升高提示肾病因素）则提示肾病综合征，若患者还伴有高血糖，说明该肾病综合征可能由糖尿病肾病导致。高胆红素血症（正常值：3.42~20.5μmol/L）及低白蛋白血症通常提示肝硬化。低血钾（正常值：3.5~5.5mmol/L）及低血钠（正常值：135~145mmol/L）提示治疗水肿的利尿剂的不良反应，可能导致病情恶化。

尽管上述检查意义重大，但还需要通过更具特异性的方法明确下肢水肿唯一的病因。对于不同的病因，推荐以下检查方法。

心力衰竭：血浆脑钠肽（BNP）目前被认为是确定心衰最具有特异性（约90%）的生物标记物。胸部 X 线检查能发现心脏增大及胸腔积液；心电图能提示心衰的病因（如心肌梗死、心室肥大等）。超声心动图更具特异性，能诊断收缩期或舒张期的左心室功能不全。

肝硬化：诊断肝硬化最具特异性的检查是肝活检，但也能通过 AST 及 ALT 等其他非侵入性检查进行诊断（尽管他们并不具有特异性）。肝脏多普勒超声能显示肝脏大小、局部病灶及腹水；MRI（磁共振成像）能量化肝硬化的严重程度，有助于判断肝硬化分期及预后。

肾病综合征：诊断肾病综合征最具特异性的检查是肾活检，但其侵入性限制了肾活检在临床上的应用。肾脏超声能探测肾脏的大小、形态和位置,尽管特异性更低,但其非侵入性使得它应用更加广泛。

淋巴水肿:下肢淋巴水肿通过体格检查即可诊断。若怀疑继发性淋巴水肿,则需要加做 CT 及 MRI 以确定淋巴管堵塞的具体位置;放射性核素淋巴扫描则能够定位淋巴管发育不良及缓流处。

慢性静脉功能不全:静脉多普勒超声是一项成熟且特异的检查方法,用于诊断静脉功能不全、评估病因及严重性。动态静脉血压监测是评估下肢静脉瓣功能的"金标准",是一种侵入性检查方法,需要将一根连接有压力传感器的针插入患者的足静脉,以评估下肢肌肉-静脉泵的功能情况。容积描记仪是一种非侵入性方法,能够量化慢性静脉疾病的一些指标,如慢性堵塞、静脉瓣反流、腓肠肌泵功能下降及静脉高压等,但其特异性逊于动态静脉血压监测。

此时应在屏幕上展示讲义并由学生大声朗读。

第三阶段:体格检查及辅助检查结果

体格检查:血压 165/92mmHg,脉搏 78 次/min,规律;体重 78kg,身高 172cm;颈外静脉压(JVP)未升高;肺部叩诊可闻及浊音,双肺底部可闻及啰音;心脏听诊 S_1 减弱,心尖区可闻及 S_3;呼吸频率为 26 次/min;肝界及脾界均未扩大,腹部无腹水征象。

实验室检查:高胆固醇血症[总胆固醇 7.21mmol/L(理想值:<5.17mmol/L;临界值:5.17~6.18mmol/L;高值:>6.2mmol/L),LDL 4.79mmol/L(理想值:2.59~3.34mmol/L;临界值:3.37~4.12mmol/L;高值:>4.14mmol/L),甘油三酯 0.23mmol/L(理想值:<1.13mmol/L;正常值:1.14~1.69mmol/L;临界值:1.7~2.25mmol/L;高值:>2.26mmol/L)],余尿常规、血常规、红细胞沉降率、血糖(空腹及餐后)及肝功能检查均正常。

心电图示左心室肥大;超声心动图:左心室舒张功能障碍,EF=56%(正常值:55%~70%);BNP 136pg/ml(正常值 0~100pg/ml),提示早期心衰。

问题 9　如何解读体格检查及各项辅助检查结果? 你目前对该患者的诊断是什么?

提示信息(同伴教师版)

根据已知的体格检查及辅助检查结果,学生们应通过讨论决定排除哪些病因,并确定最终诊断。评估各项检查的意义,确定最特异、最有帮助的检查。诊断尽量精确。

参考信息(导师版)

通过肺部啰音、血浆 BNP 升高,以及超声心动图显示的舒张功能障碍及左心室肥大可以确定引起该患者下肢水肿的病因是心力衰竭,其中最具特异性的检查是 BNP 升高。值得注意的是,在本案例中,下肢水肿并非由右心衰导致(因为患者的 JVP 正常,且未发现肝淤血征象);该患者的水肿是由机体钠保留状态的早期激活所导致;一些患者在心衰早期就会出现下肢水肿。本案例的心衰是由长期未控制的高血压所导致,且由于该患者仅服用氢氯噻嗪,故可排除药物因素。

问题 10　该患者应采用治疗方法是什么,预后如何?

提示信息(同伴教师版)

本案例的最佳治疗方式应建立在对心力衰竭原发病因的药物及非药物治疗之上,需要考虑心脏功能异常的类型(收缩功能障碍或是舒张功能障碍),并加以合理饮食及运动。应根据心力衰竭分期提出病情可逆的可能性以及预后。该患者属于舒张性心衰,那么采取什么非药物方法可以提高左心室舒张末期容积?(例如穿弹力袜,但需要注意的是弹力袜预防心力衰竭进展的效用目前尚不明确。)

参考信息(导师版)

心力衰竭的非药物疗法包括改善生活方式,例如限制钠的摄入(2~3g/d)、规律运动及改善不良习惯(合理饮食、肥胖患者减重、戒烟等)。有研究发现,穿弹力袜能提高心脏舒张功能障碍患者的舒张末期容积,但能否有效预防心力衰竭进展尚不明确。

心力衰竭的药物治疗很大程度上取决于左心室功能障碍的类型。对于收缩功能障碍的患者,一般推荐使用利尿剂、ACEI(血管紧张素转化酶抑制剂)、ARB(血管紧张素受体阻滞剂)及 β 受体阻滞剂。

相较于收缩性心衰,得到充分研究的用于舒张性心衰的药物较少。对于这类患者,通常也会使用 ACEI、ARB 及 β 受体阻滞剂。此外,埋藏式复律除颤器(ICD)或心脏再同步化治疗(CRT)也能使一部分患者获益。

一般来说,心力衰竭患者的预后较差,除非病因可逆。首次因心力衰竭住院后,患者 1 年内的死亡率高达 30%。慢性心衰的死亡率由症状严重程度及心室功能障碍情况决定,1 年死亡率为 10%~40%。低血压、低 EF、冠心病、肌钙蛋白释放、BUN 升高、GFR 降低、低钠及运动耐量低等因素提示预后不良。

高血压作为最重要的可逆因素,治疗高血压能够预防心衰或延缓其进展。本案例中患者应针对高血压这一原发病因进行治疗,服用降压药及利尿剂(考虑到该患者是舒张性心衰,应选择钙通道阻滞剂结合氢氯噻嗪,按需添加 ACEI)。

高钠摄入是高血压及充血性心衰进展的主要促发因素之一,因此应限制饮食中钠的摄入。早期心衰患者的预后良好。对于依从性良好的患者,心力衰竭完全可逆。若患者依从性差,不按推荐方法进行治疗,心力衰竭将进一步进展,发展为全心衰及全身水肿,预后极差。

问题 11　由一名组员按时间顺序对案例进行数分钟的总结。

提示信息(同伴教师版)

如有必要,可以帮助学生使用以下模板进行总结。

我接诊了一位＿＿＿岁的男性/女性,他/她的症状是＿＿＿＿＿＿。该患者相关的病史为＿＿＿＿＿＿,相关药物史为＿＿＿＿＿＿。病史采集过程中发现的主要问题为＿＿＿＿＿＿,体格检查发现＿＿＿＿＿＿,辅助检查的结果是＿＿＿＿(包括阳性发现或重要的阴性结果)。由此,我接诊的这位＿＿＿岁的男性/女性患者的可能诊断为＿＿＿＿＿＿。针对此诊断,我将＿＿＿＿(辅助检查或治疗方案)。在鉴别诊断方面,我还需要考虑＿＿＿＿＿＿。

(黄玥 译,徐振圆　李晓丹　柴桦　卿平 审)

CBCR 示例 3
一名以疲劳为主诉就诊的 47 岁女性

导师版

本案例由 Charles Magee 博士、Mary Kwok 博士、Jeremy Perkins 博士和 Steven Durning 博士设计。

引入

以疲劳为主诉的鉴别诊断十分广泛，几乎涉及到每个器官系统。通过对患者进行全面的系统回顾能够帮助临床医生获得详细的病史和体格检查等信息，从而对基于疲劳这一主诉进行有侧重地诊疗评估。

案例目标

学生通过讨论本案例将对引起疲劳的不同病因有进一步的了解，并建立起对以疲劳为主诉的患者的诊疗思路。学生需要根据案例所提供的病史、体格检查和基本的实验室检查等信息做出鉴别诊断。学生还将通过本案例学习相关的治疗策略。

准备工作

引导学生于互动环节之前完成案例中的相关问题。

参考资料（学生版）

1. Harrison's Principles of Internal Medicine 19th Ed, Chapters 29, 126–129
2. Kochar's Clinical Medicine for Students p. 25–30; 569–598
3. Robbins Basic Pathology 9th ed. p. 408–424

附加参考资料(同伴教师版)

1. DeLoughery TG. Microcytic Anemia. NEJM. 2014;371:1324–31
2. Weiss G and Goodnogh LT. Anemia of chronic disease. NEJM. 2005;352:1011–1023
3. Tefferi A, Hanson CA, Inwards DJ. How to Interpret and Pursue an Abnormal Complete Blood Cell Count in Adults. Mayo Clin Proc. 2005;80(7):923–936

评分方法

学生:积极参与讨论得 1 分;缺席或未积极参与讨论得 0 分。

同伴教师:准备优秀并能够引导讨论得 2 分,准备充分但引导讨论不足得 1 分,准备不充分且未引导讨论得 0 分。

时间安排建议

共计 2 小时(包含 15 分钟的休息时间)

第一至三阶段	30 分钟
第四阶段	25 分钟
第五阶段	20 分钟
第六阶段	20 分钟
第七阶段	10 分钟

第一阶段:案例摘要

你在门诊接诊了一名 47 岁的女性患者,其自诉在过去 1 个月出现疲劳,伴进行性加重。她之前经常做瑜伽,但近来因日益加重的疲劳症状而无法继续锻炼。

问题 1　对于这名患者,她的主要问题是什么,在病史采集和体格检查方面的重点是什么?

提示信息(同伴教师版)

该患者的病史内容尚不完善,但学生已能够通过部分细节(例如:症状的持续时间、进展情况和影响等)大致了解患者可能存在的问题。应首先引导学生针对疲劳这一主诉采集更多信息、建立全面认识,之后便有利于其通过系统性方法收集资料以缩窄广泛的鉴别诊断范围。

参考信息(导师版)

对于以疲劳为主诉的成年人而言,学生需要仔细询问其病史,以获取有关症状的更多关键信息。基于病史采集了解症状的发生、持续时间和进展、性质和严重程度、加重和缓解因素以及其他伴随症状等是重要的第一步。

以下几类情况均可以疲劳为首发临床表现：嗜睡或困倦、呼吸困难或气促、肌无力或肌肉疲劳、精神疾病、神经系统缺陷或功能障碍。一旦建立了对症状的全面认识，便可通过系统回顾确定哪些器官系统没有受累或可能受累，这是明确诊断的一个重要步骤。

此时应在屏幕上展示讲义并由学生大声朗读。

第二阶段：病史采集的初步结果

患者自诉，在 6 周前的一次瑜伽课上，她较往常更早地感到胸口憋闷，这是她第一次注意到"疲劳"这一症状。她认为可能是自己身材走样了，并发现越来越难以坚持做完以前的一套瑜伽动作。在约 2 周前的一次购物中，她在行走过程中发现有气促和心跳加速等症状。而现在即使是做如叠衣服这样的轻体力活动也会感到心跳加快。当她停下来休息片刻后，疲劳症状往往可以得到改善，但当她再次活动时仍会出现喘气等症状。患者十分沮丧自己不能如往常一般正常活动，在本周早些时候的一次通话中，患者女儿也注意到其存在气喘、气促等症状。患者先前未曾发生过类似症状，她认为自己是时候需要接受治疗了。

在患者的一般病史中，值得关注的内容为其 G_2P_2（即怀孕 2 次、分娩 2 次）的生育史，均为剖宫产，其孩子现分别为 19 岁和 22 岁。患者无其他手术史，无药物过敏史，现仅间断服用多种维生素和布洛芬。患者无吸烟史，每周会有几日于晚餐时饮酒，但近来数周因疲劳未饮酒。患者否认服用违禁品。患者家族史值得关注的内容包括：其父亲于 55 岁时诊断患有心肌梗死，于 68 岁时诊断患有结肠癌去世；其母亲现仍在世，但在 50 多岁时曾行子宫切除术；患者现仅有一兄弟在世，此外还有一兄弟在几年前因车祸死亡。

在系统回顾中，患者否认有头痛或视力变化等症状，但自诉在事务繁忙时偶感头晕和视觉发灰等；其自诉曾发生过一次指端麻木，休息后有所缓解。患者否认任何跌倒、晕厥或癫痫病史，其对周围环境感知没有障碍，没有记忆和执行能力的改变。患者自诉每晚能够保持 8 小时的睡眠，但清晨往往自觉休息质量不佳。患者不存在压力或抑郁情绪，但她目前对其个人症状感到焦虑。患者否认胸痛，但诉任何活动时均有心悸。尽管患者认为有时自己可能会晕倒，但并未发生过类似情况。患者容易感到喘不过气，但不伴咳嗽，并且可以毫无困难地大口吸气。患者现食欲正常，饮食较以往无明显改变，但

第二阶段:病史采集的初步结果(续)

是进食后腹部稍有不适,大便无明显改变。患者未诉有排尿困难、尿频、尿急等特殊不适,但表示近来月经周期较不稳定;对此她自认为可能是因为自己正处于围绝经期。患者否认有肌肉酸痛,但如果未及时休息,确实容易很快出现肌肉疲劳或灼痛。患者否认有关节肿痛,否认皮疹及其他皮肤问题。

问题 2　基于上述发现,下一步还要收集患者的哪些信息?

提示信息(同伴教师版)

引导学生对现已获得的信息进行系统性回顾,列出一份问题清单并依优先级排序,其中应包括一个主诊断和其他可能诊断。基于这份清单,以进一步评估并明确哪些检查可以支持或否定所列出的诊断。

参考信息(导师版)

对疑似贫血的诊断往往始于病史采集和体格检查,而确诊则多依赖于实验室检查。应当强调优先考虑呼吸困难和活动耐量下降等病史中与贫血相符的阳性体征,然后才考虑嗜睡、精神疾病和神经系统疾病等。须注意不同疾病在症状上可能有重叠,但病史中的诸多细节有助于将肌肉疲劳和呼吸困难区分开来。

此时应在屏幕上展示讲义并由学生大声朗读。

第三阶段:诊断性检查结果

患者全血细胞计数检查结果提示血红蛋白 86g/L、红细胞比容 25%。

问题 3　现在对这位患者所患疾病的首要推测是什么?若将血液学结果分为三类,该患者的严重程度如何?可能有哪些器官系统受累?

提示信息(同伴教师版)

(1) 注意:贫血往往是潜在疾病的外在表现(类似于发热),临床医生应积极寻找其病因。

(2) 应在诊断过程中注意归因偏差的影响,如首先将患者的主诉主要归因于贫血。这是否会影响对可能/怀疑受累器官系统的判断?

(3) 利用现有的分类标准(包括红细胞形态、指数和病理生理学方法)作为引导临床评估的框架,明确案例中患者是小细胞性、大细胞性还是正常细胞性贫血。需讲解网织红细胞绝对计数公式。

(4) 应注意在诊断过程中将慢性病作为潜在的病理生理过程纳入考虑。

参考信息(导师版)

贫血一般是指循环系统红细胞数量的下降,这一过程可通过血红蛋白或红细胞比容反映出来,两者等价并可互相替换。

早在 1933 年,根据医学生和技术人员的红细胞数值第一次制订了对于贫血的数值定义,并沿用至今。但该定义缺乏对除性别以外能够影响血红蛋白和红细胞比容因素的考虑,这些因素包括种族/民族、运动/体育活动强度以及年龄,一般健康人群可有高达 5% 的个体的红细胞值可能不在正常范围之内。

检查项目	参考值	
	女性	男性
Hb/$(g \cdot L^{-1})$	120~160	140~180
Hct/%	37~47	40~54

对于疑似贫血患者首先应做的实验室检查包括全血细胞计数和网织红细胞计数。

基于镜下观察结果所得定量和定性的分类结果是当前贫血分类的普遍方法。红细胞形态的相关指标包括体积[小细胞性、正常细胞性或大细胞性;这一指标表示为平均红细胞体积(MCV)]、血色素含量[低色素性、正色素性和高色素性;这一指标表示为平均红细胞血红蛋白浓度(MCHC)]、红细胞形态和容积变异程度[网织红细胞分布宽度(RDW)],以及红细胞生成反应[网织红细胞绝对计数(ARC)],上述指标构建起了评估贫血的初始框架。而第一步正是将贫血归类为小细胞性、正常细胞性或大细胞性。

网织红细胞绝对计数公式:

ARC$(10^3/\mu l)$= 网织红细胞百分比 × 红细胞计数$(10^6/\mu l)$× 10

例:

网织红细胞百分比 =2.1%

红细胞计数 =$3.1 \times 10^6/\mu l$

ARC$(10^3/\mu l)$=$2.1\% \times 3.1 \times 10^6/\mu l \times 10$=$65.1 \times 10^3/\mu l$

小细胞性贫血(MCV 偏低,<80fl)	ARC$<10^6/\mu l$→缺铁性贫血、慢性病贫血、铁粒幼细胞贫血
	ARC$>10^6/\mu l$→应考虑血红蛋白病(例如地中海贫血)
正常细胞性贫血(MCV 正常,80~100fl)	ARC$<10^6/\mu l$→红细胞生成不足性贫血
	ARC$>10^6/\mu l$→提示近期大量出血或持续存在的溶血
大细胞性贫血(MCV 偏高,>100fl)	ARC$<10^6/\mu l$→巨幼红细胞贫血、非巨幼红细胞贫血、假性红细胞增多症
	ARC$>10^6/\mu l$→应考虑溶血

问题 4　这位患者的病因可能是什么？请列出所有可能的病因并将其分为三类：非常有可能、比较有可能和可能性较小但不能排除。

提示信息（同伴教师版）

引导学生将可能导致贫血的疾病绘制成表，并将其分为 3 组，每组至少包含 4 个病因。如下表所示（示例中每组仅给出 1 个病因）。

非常有可能	比较有可能	可能性较小
缺铁	微血管病性溶血性贫血（MAHA-TTP/HUS, DIC）	骨髓替代或骨髓浸润（原发性造血系统恶性肿瘤、骨髓增生异常综合征或肿瘤转移性疾病）

引导学生解释或讨论分组的理由，并举出具体疾病的例子。

参考信息（导师版）

非常有可能	比较有可能	可能性较小
缺铁	微血管病性溶血性贫血（MAHA-TTP/HUS, DIC）	骨髓替代或骨髓浸润（原发性造血系统恶性肿瘤、骨髓增生异常综合征、多发性骨髓瘤或肿瘤转移性疾病）
维生素 B_{12} 缺乏	系统性红斑狼疮（SLE）	机械性创伤
叶酸缺乏	葡萄糖-6-磷酸脱氢酶缺乏症（G6PD）	疟疾
甲状腺功能减退症	镰状细胞贫血	地中海贫血
慢性病/炎症性贫血	地中海贫血	阵发性睡眠性血红蛋白尿症
慢性/亚急性失血（例如消化道出血、妇科相关出血和献血）		溶血性贫血

问题 5　通过讨论就最可能的诊断达成一致，并从器官或更深层面讨论其原因或病理改变。这名患者在解剖、细胞或生化方面是否存在异常？

提示信息（同伴教师版）

可首先根据生成不足、破坏增多/溶血、失血对不明原因贫血进行临床分类。

（1）生成不足所致贫血的机制为与细胞信号转导中断有关的刺激的丢失，以及网织红细胞细胞质或细胞核合成过程中营养物质的缺乏。

（2）除了免疫、创伤或感染介导的红细胞破坏外，溶血还与红细胞的结构和生理状态的局限性有关。

（3）失血所致贫血可由特定器官病理改变所致的急性、亚急性或慢性失血引起；最常见的病因包括月经过多和胃肠道失血（需排除恶性肿瘤）。

基于以下三幅图表引导小组阐述三种不同类型的贫血。

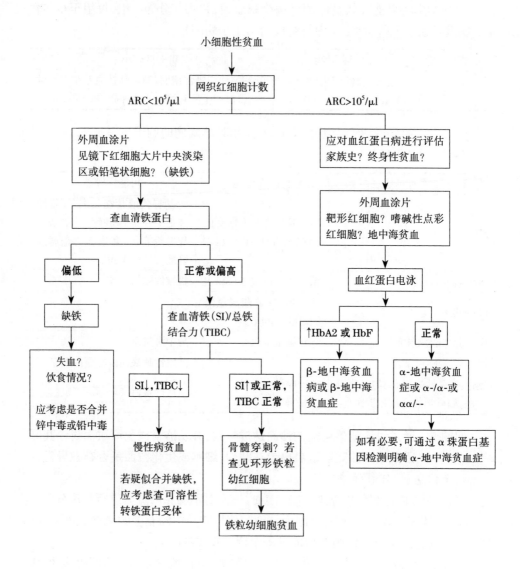

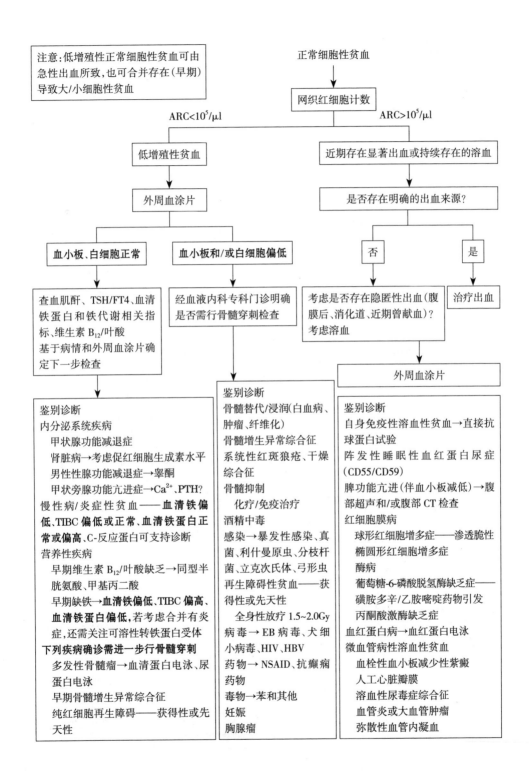

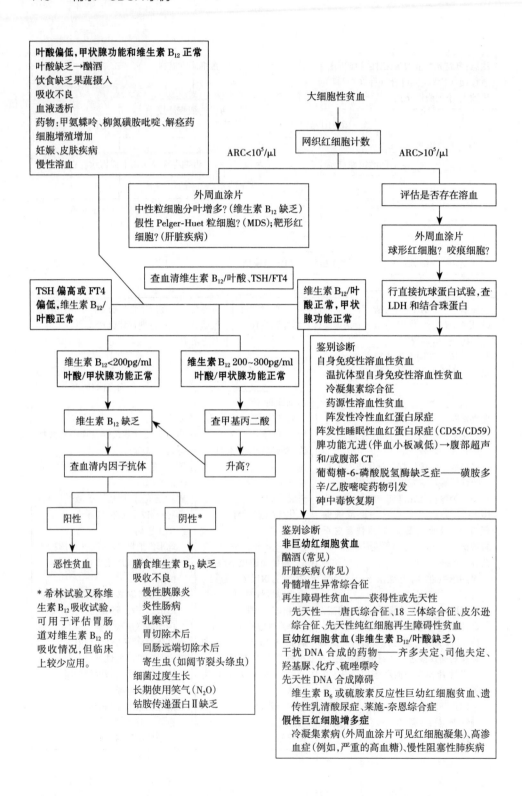

叶酸偏低,甲状腺功能和维生素 B_{12} 正常
叶酸缺乏→酗酒
饮食缺乏果蔬摄入
吸收不良
血液透析
药物:甲氨蝶呤、柳氮磺胺吡啶、解痉药
细胞增殖增加
妊娠、皮肤疾病
慢性溶血

大细胞性贫血

网织红细胞计数

$ARC<10^5/\mu l$　　　　$ARC>10^5/\mu l$

外周血涂片
中性粒细胞分叶增多?(维生素 B_{12} 缺乏)
假性 Pelger-Huet 粒细胞?(MDS);靶形红细胞?(肝脏疾病)

评估是否存在溶血

外周血涂片
球形红细胞? 咬痕细胞?

查血清维生素 B_{12}/叶酸、TSH/FT4

维生素 B_{12}/叶酸正常,甲状腺功能正常

行直接抗球蛋白试验,查 LDH 和结合珠蛋白

TSH 偏高或 FT4 偏低,维生素 B_{12}/叶酸正常

鉴别诊断
自身免疫性溶血性贫血
　温抗体型自身免疫性溶血性贫血
　冷凝集素综合征
　药源性溶血性贫血
　阵发性冷性血红蛋白尿症
阵发性睡眠性血红蛋白尿症(CD55/CD59)
脾功能亢进(伴血小板减少)→腹部超声和/或腹部 CT
葡萄糖-6-磷酸脱氢酶缺乏症——磺胺多辛/乙胺嘧啶药物引发
砷中毒恢复期

维生素 B_{12}<200pg/ml
叶酸/甲状腺功能正常

维生素 B_{12} 200~300pg/ml
叶酸/甲状腺功能正常

维生素 B_{12} 缺乏

查甲基丙二酸

查血清内因子抗体

升高?

阳性　　　阴性*

恶性贫血

膳食维生素 B_{12} 缺乏
吸收不良
　慢性胰腺炎
　炎性肠病
　乳糜泻
　胃切除术后
　回肠远端切除术后
　寄生虫(如阔节裂头绦虫)
细菌过度生长
长期使用笑气(N_2O)
钴胺传递蛋白Ⅱ缺乏

*希林试验又称维生素 B_{12} 吸收试验,可用于评估胃肠道对维生素 B_{12} 的吸收情况,但临床上较少应用。

鉴别诊断
非巨幼红细胞贫血
酗酒(常见)
肝脏疾病(常见)
骨髓增生异常综合征
再生障碍性贫血——获得性或先天性
　先天性——唐氏综合征、18 三体综合征、皮尔逊综合征、先天性纯红细胞再生障碍性贫血
巨幼红细胞贫血(非维生素 B_{12}/叶酸缺乏)
干扰 DNA 合成的药物——齐多夫定、司他夫定、羟基脲、化疗、硫唑嘌呤
先天性 DNA 合成障碍
　维生素 B_6 或硫胺素反应性巨幼红细胞贫血、遗传性乳清酸尿症、莱施-奈恩综合症
假性巨红细胞增多症
　冷凝集素病(外周血涂片可见红细胞凝集)、高渗血症(例如,严重的高血糖)、慢性阻塞性肺疾病

参考信息(导师版)

小细胞性贫血

根据网织红细胞绝对计数对贫血进行分类,有助于了解红细胞的增殖状态。ARC<10^5/μl 往往提示缺铁性贫血、慢性病贫血或铁粒幼细胞贫血。ARC>10^5/μl 则提示患者可能患有诸如地中海贫血等的血红蛋白病。

(1) 缺铁性贫血是最为常见的造血障碍性小细胞性贫血,占所有贫血的50%:

1) 通常被描述为小细胞低色素性贫血。

2) 可能合并有反应性血小板增多。

3) 外周血涂片可显示是否存在红细胞大小异常、异形红细胞和椭圆形红细胞增多。

4) 针对缺铁性贫血具有诊断价值的检查包括血清铁和总铁结合力(TIBC)、血清铁蛋白和转铁蛋白饱和度。

5) 血清铁蛋白偏低有助于诊断缺铁;但炎性状态下该指标可能升高,故血清铁蛋白正常或偏高并不能排除缺铁,且可能掩盖负铁平衡。

6) ①铁需求增加;②铁丢失增加;③铁摄取或吸收的减少均可导致机体处于缺铁状态。

7) 因月经不调所致慢性失血(慢性铁丢失)以及妊娠过程中缺乏营养也可导致机体发生缺铁。

8) 营养缺乏可能与缺铁同时存在,并表现为平均红细胞体积(MCV)正常,从而掩盖铁或其它物质缺乏;网织红细胞分布宽度(RDW)有助于对此进行鉴别。

	正常	负铁平衡	缺铁性红细胞生成	缺铁性贫血早期	缺铁性贫血晚期
RBC 形态	正常	正常	正常	轻度染色不足、红细胞大小异常、异形红细胞	中-重度染色不足、红细胞大小异常、靶形红细胞和铅笔状细胞等异形细胞
RBC 指标(MCV、RDW)	正常	正常	MCV 正常,RDW↑	MCV↓	MCV↓↓
				RDW↑	RDW 正常
铁蛋白	正常	↓	↓	↓↓	↓↓
转铁蛋白饱和度	正常	正常	↓	↓↓	↓↓
TIBC	正常	↑	↑	↑	↑

RBC,红细胞;MCV,平均红细胞体积;RDW,网织红细胞分布宽度;TIBC,总铁结合力;↓,降低;↓↓,显著降低;↑,升高;↑↑,显著升高。

(2) 慢性病贫血与缺铁性贫血的鉴别十分重要,前者能够反映出骨髓因铁供应不足而致血红蛋白合成不足,炎症细胞因子抑制了促红细胞生成素的产生,并刺激骨髓红细胞的产生等情况。

1) 在血清铁、转铁蛋白饱和度偏低且红细胞形态表现为小细胞低色素的情况下,若铁蛋白正常/升高则更支持慢性病贫血的诊断,而非缺铁性贫血。

2) 在纠正缺铁后一般可恢复铁储备而改善缺铁性贫血的症状;但慢性病贫血则不然。

3) 可溶性转铁蛋白受体可用于区分缺铁性贫血(升高)和慢性病贫血(正常),两个过程同时存在时,受体也将有所增加。

(3) 地中海贫血是一种以小细胞、造血正常为特征的血红蛋白病,其病因为珠蛋白链合成缺陷;典型外周血涂片可见靶形红细胞。当怀疑患有地中海贫血时,血红蛋白电泳是一种经济有效的筛查方式。

(4) 与小细胞性贫血有关的内分泌疾病包括甲状旁腺功能亢进症和男性性腺功能减退症(睾酮偏低)。

(5) 两系血细胞减少或全血细胞减少(白细胞、血小板下降,或两者兼有)可能提示存在骨髓衰竭或骨髓浸润;往往需要骨髓活检明确诊断。

(6) 铁粒幼细胞贫血并不常见。其通常为小细胞性或正常细胞性,且铁的相关指标均正常,但血红蛋白对铁的利用存在障碍。

检查	缺铁性贫血	慢性病贫血	肾脏疾病性贫血[a]	地中海贫血	铁粒幼细胞贫血
贫血程度	轻-重度	轻度	轻-重度	轻-重度	中-重度
MCV/fl	60~90	80~90	90	<80	偏低-正常(遗传性);偏高(获得性)
形态	正常-小细胞性	正常-小细胞性	正常细胞性	小细胞性	不确定
血清铁/($\mu g \cdot L^{-1}$)	<300	<500	正常	正常-偏高	正常-偏高
TIBC/($\mu g \cdot L^{-1}$)	>3 600	<3 000	正常	正常	正常
铁饱和度/%	<10	10~20	正常	正常(30~80)	正常(30~80)
血清铁蛋白/($g \cdot L^{-1}$)	<150	300~2 000	1 150~1 500	500~3 000	500~3 000
铁贮量/g	0	++~++++	+~++++	升高	正常
血红蛋白电泳	正常	正常	正常	异常(β-地中海贫血;α-地中海贫血可正常)	正常

MCV,平均红细胞体积;TIBC,总铁结合能力。

[a] 肾脏疾病性贫血特征可能与慢性病贫血相似。

正常细胞性贫血

根据 ARC 对贫血进行分类有助于了解红细胞的增殖状态。

(1) 低增殖性贫血 ARC 通常 $<10^5/\mu l$,常见于:

1) 急性失血(补液前)或合并有已存在的小细胞性和大细胞性贫血。

2) 急性自身免疫性过程(例如 SLE 活动期、干燥综合征活动期)。

3) 急性感染(包括真菌、利什曼原虫、立克次氏体、分枝杆菌、弓形虫或暴发性细菌感染)。

4) 诸如多发性骨髓瘤等骨髓浸润过程。

5) 化疗后及免疫治疗等骨髓抑制情况。

6) 慢性病贫血。

(2) 再生障碍性贫血既可能是先天性的,也可能是后天获得的,典型表现为三系降低;全身性放射($>1.5Gy$)、病毒感染(EB 病毒、犬细小病毒、HIV、HCV)、药物使用(非甾体抗炎药、抗癫痫药)、苯暴露、胸腺瘤,甚至妊娠都有可能引发再生障碍性贫血。纯红细胞再生障碍性贫血与犬细小病毒-B19 感染有关,可表现为孤立性贫血。

(3) $ARC>10^5/\mu l$ 提示近期有明显出血或广泛的溶血过程。若无明显失血的诱因,则应对潜在的失血和溶血进行评估。

溶血性贫血一般被分为以下几类。

1) 内源性、遗传性溶血性贫血:

● 酶缺乏,例如 X 染色体隐性遗传的 G6PD 缺乏症,因还原型谷胱甘肽(GSH)再生障碍无法保护红细胞不受特定的氧化应激源(感染,以及包括伯氨喹、磺胺类、呋喃妥因和维生素 K 衍生物在内的药物)的损害。外周血涂片可见球形细胞或咬痕细胞。

● 血红蛋白病——典型代表有镰状细胞贫血,其是由去氧血红蛋白 S 扭曲成不可逆的镰状长聚合物所致;地中海贫血已在小细胞性贫血中进行了讨论。

● 遗传性球形红细胞增多症是一种常染色体显性遗传病。球形红细胞因其无法变形,不能通过脾索而滞留在脾脏内;行脾切除术有助于纠正贫血。

2) 内源性、获得性溶血性贫血

● 阵发性睡眠性血红蛋白尿症是由获得性体细胞 *PIGA* 基因突变引起的,患者红细胞易通过补体介导途径裂解;阻断途径终端的补体膜攻击复合物有助于缓解溶血,但这一治疗方法易使患者遭受细菌荚膜的侵袭。

3) 外源性溶血性贫血

● 包括温抗体[特发性、慢性淋巴细胞白血病(CLL)、SLE、药物介导]、冷抗体(特发性、传染性单核细胞增多症/EB 病毒、支原体感染、B 细胞肿瘤)在内的一系列抗体介导的红细胞破坏所致溶血性贫血及其他免疫介导的溶血性贫血。

- 人工心脏瓣膜的机械剪切或重复性组织创伤(如跑步者贫血和行军性血红蛋白尿症)。

- 微血管病性溶血性贫血(MAHA)和/或弥散性血管内凝血(DIC),即管腔表面被破坏的小血管中所发生的溶血过程。可在血栓性血小板减少性紫癜(TTP)、溶血性尿毒综合征(HUS)、非典型溶血性尿毒综合征(aHUS),以及其他血栓性微血管病变患者的外周血涂片中见红细胞碎片。

- 由感染和毒物直接引发的溶血性贫血,如寄生于红细胞内的寄生虫,包括疟疾和巴贝虫病。

大细胞性贫血

根据 ARC 对贫血进行分类有助于了解红细胞的增殖状态。

$ARC<10^5/\mu l$ 提示红细胞生成不足。巨幼红细胞贫血表现为 DNA 合成受损,病因包括维生素 B_{12} 和叶酸的缺乏。此类患者的外周血涂片常可见中性粒细胞"分叶增加"(超过 5 叶)、巨卵形红细胞、异形红细胞和红细胞大小异常等。

1) 维生素 B_{12} 缺乏可能是膳食习惯(例如素食者)和/或恶性贫血所致,后者的主要机制为胃壁细胞遭到自身免疫系统的攻击,而胃壁细胞是胃肠道吸收维生素 B_{12} 的主要部位。乳糜泻、炎性肠炎、慢性胰腺炎、胃切除术以及细菌过度生长等均会对营养吸收造成影响,除此之外,在部分发展中国家,影响吸收维生素 B_{12} 的因素还包括鱼绦虫。人体内充足的维生素 B_{12} 储量足够 2~3 年消耗。

2) 绿叶蔬菜富含叶酸,相关因素干扰后往往仅需 2 个月或 3 个月便可出现叶酸缺乏的相关症状,常见于酗酒、胃肠道吸收功能受损、药物(甲氨蝶呤、乙胺嘧啶、甲氧苄啶)对代谢的干扰,或叶酸需求增加(慢性贫血、妊娠、恶性肿瘤、血液透析)等情况。

- 非巨幼红细胞贫血、非低增殖性的大细胞性贫血可见于肝脏疾病、酒精中毒(通过骨髓抑制)、骨髓增生异常综合征、甲状腺功能减退(以及低增殖性小细胞性贫血)或正在接受可直接抑制 DNA 合成的药物治疗(如化疗药物)等情况。

问题6　进行鉴别诊断还需提出哪些问题?

提示信息(同伴教师版)

学生能够提出问题并知道为什么提出这些问题十分重要。所提出的问题应当能够帮助他们支持或排除目前所提出的可能的诊断。

参考信息(导师版)

目前尚应关注的问题如下:

(1) 饮食习惯以及近期有无饮食习惯的改变;

(2) 发热、近期或当下有无感染;

(3) 腹痛;

(4) 恶心和呕吐(呕血);

(5) 咳嗽和咯血;

(6) 神经性厌食症;

(7) 小便颜色(有无血尿);

(8) 有无柏油样、暗栗色或鲜红色大便(黑便和便血);

(9) 异食癖,喜爱食用冰、黏土、粉笔、洗衣粉等;

(10) 头晕、疲倦和易疲劳;

(11) 皮疹和出血倾向;

(12) 当前和既往的用药情况;

(13) 当前和既往的饮酒情况;

(14) 肿瘤史,有无 B 症状(译者注:包括发热、盗汗、体重减轻在内的一组症状,可能与淋巴瘤有关);

(15) 月经史和生育史;

(16) 机械人工心脏瓣膜/左心室辅助装置植入史;

(17) 有无贫血相关的家族史;

(18) 毒物及射线暴露史,包括重金属、铅、苯、放射性物质和化疗等。

此时应在屏幕上展示讲义并由学生大声朗读。

第四阶段:病史补充

　　患者自诉其饮食习惯为均衡素食,并自认饭后腹部不适的发生频率在近几周有所增加。患者否认存在近期感染,否认呕血、咯血、血尿、便血等明显的呼吸道和消化道出血。患者皮肤未见皮疹,其排便频率为每天一次,棕色、质软,但近几周偶有黑便。患者诉其最近数月存在月经不规律等问题,包括偶有月经量增多以及经期异常,具体表现为两次经期间隔 1~4 周,每次持续数周。为治疗膝关节痛和痛经,患者每日服用布洛芬 800mg,除此之外,其每天还服用多种维生素。患者无铅或放射性物质暴露史。患者否认有肿瘤病史,其系统回顾未提示有发热、寒颤、体重下降或盗汗等症状。患者不清楚其他家庭成员是否存在贫血或其他健康问题。

问题 7　患者的病史对目前的鉴别诊断有何影响? 请首先考虑有关贫血病因的三大分类。

提示信息(同伴教师版)

使用下表,完善目前已知的病史并对贫血的三类病因进行鉴别。若病史信息支持相应贫血类型,在表格中标记为"+";若不能则标记为"−";若同时支持两类病因或无法鉴别则标记为"+/−"。

病史信息	生成减少	破坏增多	失血
饮食习惯和变化	+	+/−	+/−
……			

参考信息(导师版)
前文所描述的表格如下表所示。

病史信息	生成减少	破坏增多	失血
饮食习惯和变化	+	+/−	+/−
发热和感染病史	+	+	+/−
腹痛	−	+	+
恶心和呕吐(呕血)	+	−	+
咳嗽和咯血	−	−	+
神经性厌食症	+/−	−	+
血尿	−	+	−/+
黑便和便血	+/−	−	+
黏土色便	−	+	−
异食癖	+	−	−/+
头晕和疲劳	+	+	+
皮疹和出血倾向	−	+	−/+
用药史	+/− (视具体情况)	+/− (视具体情况)	+/− (视具体情况)
饮酒史	+	−	+
肿瘤病史	+	−	−
月经和生育史	+	−	+
机械心脏瓣膜/左心室辅助装置(LVAD)植入史	−	+	−
家族史	+	+/−	−
暴露史	+	−/+	−

问题 8　需要哪些体格检查来排除那些可能性较小但重要的诊断？

提示信息(同伴教师版)

让学生提出他们认为患者需要进行的体格检查。并回答体格检查结果可能为何以及结果将支持还是排除相应的鉴别诊断。

与小组共同制作一个有关"可能性较小但重要的诊断"的表格,并使用"+""–"和"+/–"进行标记以表明相应体征与这些诊断的关系。

参考信息(导师版)

体格检查	胃肠道出血	DIC	再生障碍性贫血	地中海贫血	疟疾
黑便	+	–	–	–	–
咯血	+/–	–	–	–	–
瘀点	–	+	–	–	+/– (少见)
紫癜	–	+	+/–	–	+/–
瘀斑	–	+	+	–	–
结膜苍白	+	+	+	+/–	+
发热	–	+/–	–	–	+
脾大	–	+/– (少见)	+	+	+

此时应在屏幕上展示讲义并由学生大声朗读。

第五阶段:体格检查结果

经检查,患者一般情况良好。

基本生命体征:体温 37.0℃;血压 119/68mmHg;心率 106 次/min。

其余体格检查结果如下:患者皮肤苍白、结膜下苍白。对皮肤黏膜的进一步检查未见瘀点、紫癜或瘀斑等皮下出血体征。毛细血管再充盈时间延迟至 3 秒,结膜苍白明显。心脏听诊未闻及 S_1 和 S_2 心音异常,可闻及 2/6 级收缩期喷射性杂音。颈静脉扩张,测量值约为 $6cmH_2O$。胸廓平坦、对称,听诊呼吸音清,未闻及哮鸣音、胸膜摩擦音和干湿啰音等异常。腹部查体仅见上腹部轻微压痛,无肝、脾大。听诊闻及肠鸣音正常;查体无腹水,未扪及淋巴结肿大。直肠空虚,退出后手套未见血染。四肢脉搏正常,无水肿或其他病变。

问题 9   先前提出的诊断还有哪些仍需进一步鉴别评估？

提示信息（同伴教师版）

使用下表，完善目前已知的体格检查结果并对贫血的三类病因进行鉴别。若结果支持相应贫血类型，在表格中标记为"+"；若不能则标记为"−"；若同时支持两类病因或无法鉴别则标记为"+/−"。完成表格后请讨论现在哪一诊断更有可能为患者所患疾病。

体格检查结果	生成不足	破坏增多	失血
生命体征-心率 106 次/min			
皮肤苍白和结膜下苍白			
毛细血管再充盈时间延迟			
无瘀点、紫癜和瘀斑			
2/6 级收缩期杂音			
颈静脉压 6cmH$_2$O			
上腹部压痛			
未见脾大			
未见肝大			

背景信息（导师版）

体格检查的目的在于评估黄疸的严重程度和可能的病因。根据体格检查结果可将前文中的表格进行完善，完善后如下。

体格检查结果	生成不足	破坏增多	失血
生命体征-心率 106 次/min	+	+	+
皮肤苍白和结膜下苍白	+	+	+
毛细血管再充盈时间延迟	+	+	+
无瘀点、紫癜和瘀斑	+/−	−	+/−
2/6 级收缩期杂音	+	+	+
颈静脉压 6cmH$_2$O	+	−	+/−
上腹部压痛	−	+	−
未见脾大	+/−	−	+/−
未见肝大	−		

　　由于体格检查未见特异性体征(如心动过速、皮肤苍白、毛细血管再充盈延迟、结膜下苍白),加之无脾大、瘀点、紫癜或瘀斑,并无证据支持明显或隐性失血,因此也难以缩小鉴别诊断的范围。事实上,对于轻度贫血的患者而言,仅靠体格检查并不足够。

问题 10　还需要进行哪些检查以支持或排除现存诊断?

提示信息(同伴教师版)

　　引导学生列出所有他们认为必要的检查项目。并对这些检查的诊断价值和费用(成本-效果)进行考量。

　　引导学生思考哪些实验室和辅助检查(如全血细胞计数、网织红细胞计数、血红蛋白电泳等)能够帮助他们明确诊断。

参考信息(导师版)

　　建议对患者行以下检查,完成初步评估。

　　(1) 全血细胞计数:Hb、MCV、RDW;

　　(2) 网织红细胞计数、ARC;

　　(3) 外周血涂片;

　　(4) 铁代谢的相关检查:血清铁、TIBC、铁蛋白、转铁蛋白饱和度;

　　(5) 维生素 B_{12}/叶酸的相关检查:维生素 B_{12}、叶酸、甲基丙二酸、同型半胱氨酸;

　　(6) 结合珠蛋白;

　　(7) 直接抗球蛋白试验(DAT,又称 Coombs 试验);

　　(8) 代谢相关检查(基础代谢情况和肝功能检查)。

　　当进一步明确诊断时,还需完善以下检查:

　　(1) 尿常规:镜下血尿、蛋白尿、胆红素、尿胆原;

　　(2) 凝血常规:凝血酶原时间(PT)、活化部分凝血活酶时间(APTT)、国际标准化比值(INR);

　　(3) 大便常规(含隐血试验);

　　(4) G6PD 水平与活性检测;

　　(5) 血红蛋白电泳;

　　(6) 渗透脆性试验;

　　(7) 骨髓穿刺;

　　(8) 疟疾快速诊断试剂盒;

　　(9) 传染性单核细胞增多症检测试剂盒(异嗜性抗体试验);

　　(10) EB 病毒 IgM、IgG;

　　(11) ANA、抗-dsDNA 抗体、抗-Sm 抗体以及抗磷脂抗体;

（12）流式细胞术（CD55、CD59）；

（13）促红细胞生成素水平。

此时应在屏幕上展示讲义并由学生大声朗读。

第六阶段：诊断试验结果

全血细胞计数

（1）红细胞计数：3.4×10^{12}（成年女性正常范围：$4.2 \times 10^{12} \sim 5.4 \times 10^{12}$/L）

（2）血红蛋白：86g/L（成年女性正常范围：120~160g/L）

（3）血细胞比容：25%（成年女性正常范围：37%~47%）

（4）红细胞平均体积：73f1（85~98f1）

（5）红细胞分布宽度：18%（11.5%~14.5%）

（6）网织红细胞百分比：1.1%

外周血涂片

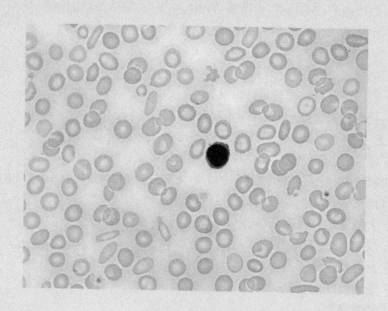

外周血涂片，40×：低色素、小细胞，伴轻度异形红细胞增多，包括靶形红细胞和铅笔状细胞。

第六阶段:诊断试验结果(续)

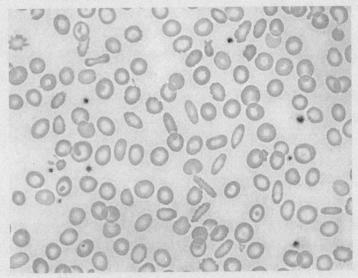

外周血涂片,40×:低色素、小细胞,伴红细胞大小不等和异形红细胞增多,包括靶形红细胞和铅笔状细胞。

问题 11　解释诊断试验的结果。这些结果在多大程度上支持了所提出的诊断? 外周血涂片有哪些关键发现? 计算网织红细胞绝对计数并对所得结果进行解释。

提示信息(同伴教师版)

结合临床病史,这些实验室检查的结果是否能够为鉴别贫血的类型提供足够的信息? 计算网织红细胞绝对计数有助于进一步缩小诊断范围。

参考信息(导师版)

本案例患者血常规提示小细胞性贫血。其网织红细胞计数偏低,考虑存在骨髓反应不足或造血处于低增殖状态。根据网织红细胞绝对计数(ARC)= 网织红细胞 %× 红细胞计数(10^{12}/L)× 10;计算可得 ARC=1.1%× 3.4 × 10^{12}/L × 10= 37 400/L,故因其 ARC<10^5 而可判定造血处于低增殖状态。

此外,网织红细胞分布宽度偏高,提示患者的细胞大小分布异常增宽,这与进行性营养缺乏的人群状态一致。

最后,外周血涂片提供了具有诊断价值的形态学信息。将镜下视野中的淋巴细胞(大小约为成熟 RBC 的 1.5 倍)作为参照,RBC 较其更小;小细胞性贫血患者的外周血涂片则可见部分 RBC 较正常 RBC 还要小得多。除此之外，还可见各种各样形态的红细胞，从正常的双凹圆盘状到异常的头盔形细胞(破碎红细胞)。视野左下象限可见一典型的靶形红细胞，其胞质中央苍白，提示血红蛋白含量减少。

　　基于现有的临床资料和初步实验室检查，已有足够证据支持缺铁性贫血这一小细胞、低增殖的过程。有必要通过进一步检查以评估铁储存的具体情况，从而明确诊断。缺铁性贫血可能会掩盖潜在的慢性病贫血；但是，并未有明显的临床表现指向这一诊断。

　　问题 12　现在更倾向于什么诊断？

　　提示信息(同伴教师版)

　　现在是否有充分的证据能够支持单一的诊断？

　　参考信息(导师版)

　　该患者最可能的诊断为缺铁性贫血。在这个临床案例中，患者的病因可能是长期大剂量服用 NSAID 或存在幽门螺杆菌感染而患有消化性溃疡，也可能与其月经不调有关(如患者近期月经过多)。缺铁性贫血的诊断还需要进一步明确病因，是膳食习惯所致营养缺乏还是大量失血超过了生理储存和代偿限度。

　　作为全球范围内最常见的贫血原因，缺血性贫血的病因多种多样。在美国，最常见的病因为慢性失血，正如此案例一样。而在发展中国家，尤其是在儿童和育龄妇女中，营养缺乏更为常见，并且由于存在与宿主争夺宝贵膳食铁资源的寄生虫感染，情况往往更加复杂。

　　血清铁、TIBC、铁蛋白和转铁蛋白饱和度等实验室检查对确诊缺铁性贫血具有诊断价值。且这些检查除了可以明确存在缺铁以外，还有助于医生判断患者是否合并有慢性病贫血(本病例中无临床证据支持)。进一步明确病因则可以考虑通过大便常规(含隐血试验)和胃镜等检查以支持或排除患者是否存在消化性溃疡和幽门螺杆菌感染(近期被认为是导致缺铁性贫血的独立因素)等情况。

　　问题 13　基于患者缺铁性贫血的诊断及其当前情况，现应采取哪些治疗或护理措施？患者经过治疗和不经治疗的预后分别会如何？

　　提示信息(同伴教师版)

　　缺铁性贫血的总体治疗策略是什么？

　　参考信息(导师版)

　　明确缺铁的潜在病因至关重要，这样方能采取有效的治疗措施；除此之外，治疗的有效性还与原发病的严重程度，以及红细胞的生成潜能或再生能力有关(一般认为是正常生理状态下再生能力的 6~8 倍)。

　　在本案例中，患者有两个潜在的失血原因——分别是消化性溃疡或幽门螺杆菌感染(二者也可同时存在)所致的消化道失血和月经周期不规则以及月经量过多。

对于案例中的患者而言,建议可尝试调节其月经周期并评估其是否有消化道出血或幽门螺杆菌感染等情况,同时可通过膳食补铁。

展示 1　由一名同伴教师对缺铁性贫血的病因进行简要梳理(至多 10 分钟)。

提示信息(同伴教师版)

同伴教师应提前准备一个小讲课,讲解小细胞、低增殖性贫血这一最常见的贫血类型。

简短概述每种疾病的病理生理学、流行病学、症状、诊断结果和治疗。应尽可能简要叙述,特别是病毒性肝炎的病因和检查。

小讲课的主要目的是为学生提供能够直接应用于后续案例的相关知识而不是让同伴教师事无巨细地讲解相关主题的知识。因此,同伴教师应当确保展示中所提供的知识能直接应用于案例讨论(如病理生理学过程或相关诊断检查的优劣等),以帮助学生通过这些基础知识更好地理解案例,这才是真正的同伴教学。由于展示时间一般小于 10 分钟,甚至更短,同伴教师应当有选择地介绍他们搜集到的内容。

参考信息(导师版)

小讲课旨在为学生提供能够直接应用于后续案例的知识背景。

参考信息可能比同伴教师将要讲解的内容更广泛。

缺铁性贫血

病因:缺铁性贫血可由铁吸收不良、转铁蛋白缺乏或铁丢失导致。

病程:缺铁性贫血的发展可分为以下几个阶段。

正常:储存铁减少期——铁蛋白正常,骨髓铁染色正常,红细胞形态正常。

阶段 1:缺铁/储存铁减少期——铁蛋白减少但转铁蛋白饱和度正常,TIBC 升高,红细胞形态正常。

阶段 2:早期缺铁/红细胞生成缺铁期——铁蛋白和转铁蛋白饱和度降低,红细胞形态显著改变,MCV、MCHC 降低,RDW 增宽,红细胞铁含量下降但**无明显贫血表现**。

(1) TIBC 升高。

(2) 血清铁降低。

(3) RBC 体积减小。

(4) RBC 色素降低。

阶段 3:缺铁性贫血期——具有上述所有特征,且血红蛋白下降,可见贫血相关的临床表现/特征。

含铁蛋白	组织/细胞	铁含量/mg	总铁含量/%	含铁结构的功能
血红蛋白	红细胞	2 500	66	在血液内运输
肌红蛋白(和其他非酶性肌蛋白)	肌肉	500	13	在肌肉内运输
血红素酶(例如细胞色素、氧化还原酶)	所有细胞	50	1	在所有细胞中运输、利用和消耗
非血红素铁蛋白	所有细胞	200	0~5	在所有细胞中运输和储存
铁蛋白和含铁血黄素	肝、脾、骨髓	500	13	铁贮备
转铁蛋白	血浆和细胞外液	14	>1	铁转运
合计		3 800	98	

(1) 每日铁丢失量约为 1mg。

(2) 饮食摄取的铁以两种形式存在——无机铁和血红素铁。

(3) 血红素铁吸收率可高达 35%，无机铁吸收率约为 10%。

(4) 膳食中铁的来源

1) 含铁量丰富：肝脏、蚝、豆类；

2) 含铁量一般：牛肉、羊肉、猪肉、禽肉、鱼肉；

3) 含铁量较低：铁强化面粉/谷物；

4) 含铁量可忽略不计：水果、奶制品、菠菜、葡萄干。

(5) 血液中的铁含量为 0.5mg/ml。

(6) 正常月经量为 35~40ml(17.5~20mg)。

(7) 妊娠的铁需要量为 0~1 000mg。

妊娠期间的铁丢失量：供给胎儿和胎盘 350mg，分娩过程丢失 250mg(失血量按 500ml 估计)。

生理过程需要量：每日铁丢失量为 240mg，因妊娠增加的 RBC 需 450mg。

缺铁的症状和体征如下：

(1) 多数为贫血所致的继发症状，并非缺铁的特异性表现。

(2) 非血红素铁丢失的症状和体征

1) 头痛；

2) 舌灼痛；

3) 异食癖(黏土、粉笔)、食冰癖(冰)(具有特异性，但不具敏感性)；

4) 夜间腿部抽搐(不宁腿综合征)。

(3) 体征

1) 舌炎(上皮细胞快速更新);

2) 口炎;

3) 口角炎。

(4) 镜下细胞形态

外周血涂片可见小(小细胞性)、苍白(低色素性)红细胞。正常为红细胞直径三分之一的中央苍白区增大、细胞分布宽度增大,具体表现为 RDW 偏高;镜下还可见"靶形红细胞"。若缺铁加重,红细胞的形状将逐渐不规则,在严重缺铁的情况下会可见红细胞碎片和异常红细胞形态;外周血涂片上可见破碎红细胞。缺铁性贫血患者的骨髓活检通常可见红细胞系造血祖细胞增加,巨噬细胞中铁染色减少/消失。

此时应在屏幕上展示讲义并由学生大声朗读。

第七阶段:尾声

该患者的诊断为缺铁性贫血。大便隐血试验呈阴性,上腹疼痛在停用非甾体抗炎药和经验性使用质子泵抑制剂治疗后有所缓解。应用小剂量雌激素治疗以纠正月经周期,减少月经量。患者开始口服硫酸铁 325mg,每天 3 次治疗 3 个月。随访时,其血红蛋白上升至 112g/L。铁剂治疗改为每天 2 次又持续了 6 个月,治疗后血红蛋白为 131g/L。进行患者教育,引导其多食包括绿叶蔬菜等在内的富含铁的食物。

问题 14 请组内的一名同学用几分钟按时间顺序总结这个案例,并注意突出强调具有诊断价值的症状、体格检查和实验室检查。

(闫思宇 译,张梦婷 柴桦 卿平 审)

两名以听力损失为主诉就诊的患者

导师版

本案例由乌得勒支大学医学中心的多位作者设计和修订。由 Maria van Loon 医生改编。

引入

听力损失在所有年龄段均十分常见,可能会导致严重后果,对生活质量影响很大。听力损失可能由听觉器官功能改变所致,可以是正常的生理现象(如老化),也可以是病理过程导致的结果。如本案例所示,全科医生在听觉障碍的进一步诊断中具有重要作用。

案例目标

通过讨论本案例,学生将了解引起听力损失的各种原因,并能够指出案例中的患者存在哪种类型的病因,以及了解医生在临床实践中应当如何根据病史和体格检查进行鉴别诊断。此外,学生还将学习到针对听力损失的不同治疗方案。

课前准备

所有学生应基于给出的参考文献提前完成案例 A 中的问题 1~问题 3 和案例 B 中的问题 8 和问题 9。

背景资料(学生版)

1. De Jongh et al. Diagnostiek van alledaagse klachten hoofdstuk Slechter horen p. 201
2. De Jongh et al. Diagnostiek van alledaagse klachten hoofdstuk Oorpijn p. 275
3. NHG-standaarden "Slechthorendheid" en "Otitis media acuta"

附加背景资料（同伴教师版）

Huizing et al. Leerboek keel-, neus- oorheelkunde en hoofd-halschirurgie. Hoofdstuk 2 (onderzoek oor en gehoor), hoofdstuk 3 (aandoeningen uitwendige oor), hoofdstuk 4 (aandoeningen trommelvlies en middenoor), hoofdstuk 5 (aandoeningen binnenoor)

评分方法

学生：积极参与课程，1 分；缺席或出席但未积极参与，0 分。

同伴教师：准备充分和领导能力出色，2 分；准备充分但领导力不足，1 分；准备和领导能力均不佳，0 分。

时间安排

案例 A（问题 1~问题 7）	50 分钟
小讲课	10 分钟
案例 B（问题 8~问题 10）	40 分钟
问题 11	5 分钟

案例 A：一名因听力损失就诊的 63 岁女性

第一阶段：案例摘要

你接诊了一名女性患者，她今年 63 岁，已婚，育有 5 个孩子，来自摩洛哥，近 10 年在荷兰生活。她认为荷兰语很难，尽管在集中注意力的情况下能够理解并用荷兰语与人沟通，但她还是更倾向于讲母语。患者曾两次就诊，第一次是首诊见面，第二次见面是 2 年前，患者自诉疲劳，但最终未能明确病因。患者现对其听力状态十分担忧，她发现自己越来越难以听清别人在讲什么，与他人沟通时，不得不请求他人重复几遍，周围的人对她的这种情况也感到十分困扰。

问题 1　了解患者的就诊需求。尤其应当关注良好的听力对这名患者而言为何如此重要。

参考信息（导师版）

应当以患者对其听力损失的担忧为切入点了解患者的就诊需求，引导学生认识到听力损失会加剧这些移民身份的患者潜在的语言障碍。如果患者不能够听懂他人的对话，其个人表达也将变得越来越困难。

问题 2　按照解剖结构和疾病类别对可能导致听力损失的病因进行初步分类。当前还不必做出诊断。

提示信息（同伴教师版）

按照病变位置的解剖学对可能导致听力损失的病因进行分类，绘制并填写表格（示例如下）。

提示：可以于课程开始前在黑板上绘制一张空白表格以节约讨论时间。

病变位置	病史		体格检查		辅助检查	
	支持	不支持	支持	不支持	支持	不支持
内耳						
中耳						
……						

参考信息（导师版）

清晰的病变分类方法有助于学生归纳出后续在病史采集过程中需要提出哪些问题，以便更清晰、快速地完成讨论。所以应当为学生预留较长时间（约 15 分钟）完成表格，这对于学生理清思路十分重要。

以下是一个常见的解剖学分类（详见后文表格）：外耳、中耳、内耳/耳蜗和蜗后。

引导学生将可能的诊断据其分类方法填入表格。

问题 3　还需要追问哪些病史以进行鉴别诊断？

提示信息（同伴教师版）

应当注重学生系统构建和提出问题的能力，引导学生思考还需追问哪些问题从而支持或排除目前所列出的诊断，并思考：为什么提出这个问题以及这个问题对于疾病的鉴别有何意义？

参考信息（导师版）

当前需引导学生思考，提出什么样的问题有助于补充病史并进行鉴别诊断。

可以从以下角度提问：

（1）疾病的持续时间和病程；病程呈急性、进行性还是阵发性（梅尼埃病），起病时患者在怀孕期间还是围绝经期（耳硬化症）。

（2）病情的严重程度（对日常生活的影响）。

（3）病变为单侧还是双侧（单侧提示可能患有单侧中耳炎、噪声引起的损害、特发性突发性聋、听神经瘤等疾病）。双侧听力损失则在中耳炎和噪声引起的损害中更为常见。

（4）有无耳痛、耳痒或耳漏（中耳炎）等表现。

（5）有无感冒或上呼吸道感染（中耳炎）。

（6）有无抗生素和其他耳毒性药物用药史。

（7）有无头晕和耳鸣（梅尼埃病）表现。

（8）有无发生头部外伤。

（9）有无长时间的噪声暴露史。

（10）家族史（有无在年纪很小时开始使用助听器的亲属、有无耳硬化症家族史等）。

（11）有无脑膜炎、耳部感染等既往史。

此时应在屏幕上展示讲义并由学生大声朗读。

第二阶段：病史

患者自诉其听力存在进行性下降，但开始下降的时间不明。患者否认近期有外伤史或噪声暴露史，但表示日常生活中观看电视时的音量较高。其听力损失的症状在使用母语交流时有所减轻，但仍然存在。患者补充，其小时候曾频繁发生耳部感染。患者否认有头晕，但数月以来一直有耳鸣。患者认为两侧耳朵的病情无明显差异。

问题 4　基于当前已获得的信息，更支持哪些诊断？

提示信息（同伴教师版）

将讲义中的数据填入表格。当前的信息更支持哪些诊断？

参考信息（导师版）

系统性的方法在此处仍然十分重要。引导学生归纳其当前已获取的信息，以明确诊断。

基于当前汇总于表格的内容，患者最有可能患有内耳疾病。

问题 5　应当对患者进行哪些体格检查？这些检查对鉴别诊断有何价值？

提示信息（同伴教师版）

引导学生提出他们认为有必要完善的体格检查项目，并回答在鉴别诊断过程中可能会发现哪些阳性体征。除此之外，还需要引导学生讨论林纳试验和韦伯试验（均为音叉试验）在体格检查过程中有何诊断价值。

参考信息（导师版）

体格检查旨在评估患者听力损失的严重程度和潜在病因。医生应使用耳镜对双耳进行检查，并应在检查过程中注意以下几个方面。

（1）耳道是否存在耵聍栓塞或耳漏。

（2）耳道是否存在肿胀、破损、红肿、水疱或糜烂等表现。

（3）鼓膜的颜色、透明度、光锥情况以及有无穿孔表现。

（4）鼓膜后是否有液平面或气泡。

请学生回答：在进行鉴别诊断时，不同疾病分别有哪些阳性体征可以支持？

此外，还可以进行林纳试验和韦伯试验，并对这两个试验的诊断价值进行讨论。

林纳试验和韦伯试验有助于明确听力损失的病因。它们对于传导性听力损失的灵敏度较低（均为 43%），但特异性较好（韦伯试验为 76%，林纳试验为 98%）。这意味着，林纳试验阴性（符合传导性听力损失）和韦伯试验阳性（任一侧）可以在初步病史和体格检查的基础上带来额外的诊断价值。

韦伯试验：取音叉振动后置于颅骨中央。如果患者所闻音响偏向患侧，则提示存在传导性聋；如果患者所闻音响偏向健侧，则提示存在神经性聋。

林纳试验：取音叉振动后置于乳突骨窦区测被检者的骨导听力，待听不到声音时立即将音叉移至外耳道口外侧测被检者的气导听力。在生理情况下，气导大于骨导。故若音叉置于耳前时仍能听到声音（见于正常情况或感音神经性聋），称为林纳试验"阳性"；若音叉置于乳突时声音更响亮（见于传导性聋），则称为林纳试验"阴性"。

此时应在屏幕上展示讲义并由学生大声朗读。

第三阶段：辅助检查的结果

耳镜检查：除两侧均有少许耵聍外，未见明显异常。音叉试验结果：韦伯试验示两耳所闻声音强弱相等，林纳试验阳性。因此你又为患者开具了听力图检测，结果如下：

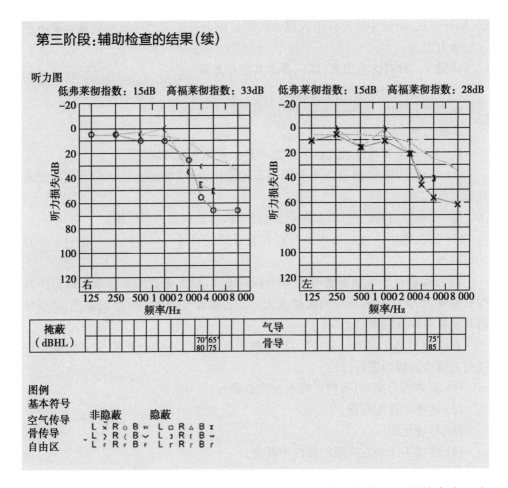

第三阶段：辅助检查的结果（续）

听力图

低弗莱彻指数：15dB　高福莱彻指数：33dB　低弗莱彻指数：15dB　高福莱彻指数：28dB

掩蔽 （dBHL）					70' 80	65' 75			气导
									骨导					75' 85

图例

基本符号

空气传导　非隐蔽　　隐蔽

骨传导

自由区

问题 6　体格检查的结果能够说明哪些问题？尝试解读听力图的内容。当前这名患者的诊断可能是什么？

提示信息（同伴教师版）

简要讨论体格检查的结果并将相关数据填入表中。这些信息支持或排除了哪些诊断？讨论听力图的结果。基于当前掌握的信息，患者最有可能是什么诊断？

参考信息（导师版）

除耵聍外，耳镜并无其他异常发现，但前者并不会导致双侧听力损失。林纳试验显示患者听力的空气传导无明显异常，故提示其为正常听力或感音神经性聋。韦伯试验则显示患者双耳闻及声音强弱相等，表明其双侧听力均为正常或均损失。

讲义中的听力图所提反映出典型老年性耳聋的表现。老年性耳聋主要表现为双侧高频声音的听力损失。

老年性耳聋是感音神经性聋的一种（此类听觉损失病变发生在感知区：耳

蜗、蜗神经核、听觉中枢),具体表现为初期高频声音的听力损失和后期全频率声音的听力损失。

问题 7　针对这名患者,如何考虑其治疗方案?

提示信息(同伴教师版)

根据目前诊断,对于这名患者的最佳治疗方案是什么?

参考信息(导师版)

应当告知患者可以通过以下方法对其个人和所处环境进行改善。

(1) 口齿清晰、说话有节奏并保持眼神交流,比单纯提高说话的音量能更有效地进行沟通。

(2) 吸收性材料的使用(如地毯)有助于改善房间的声学效果。

(3) 提高电话声或门铃声及电视和收音机的音量可以缓解自身相对于外界的局限性。

助听器有利于帮助患者改善对声音的感知,但大多数助听器难以区分声音和背景噪声,故信号和噪声均会被放大。如若患者有使用助听器的意愿,则需要将其转诊至耳鼻咽喉科。

在结束对第 7 题的讨论之后,同伴教师应当进行一次小讲课,并在此期间围绕听力损失的病因进行讨论。

(1) 单侧听力损失(听神经瘤或突发性聋);

(2) 药物中毒性耳聋;

(3) 耳硬化症;

(4) 伴或不伴表皮样瘤的慢性中耳炎;

(5) 老年性耳聋。

在小讲课中,同伴教师应当简单介绍这些疾病的临床表现。还可以围绕体格检查(视诊、触诊、音叉试验、耳镜)发现的阳性体征和治疗方法进行讲解。

小讲课的时间应少于 10 分钟。

问题 8　请小组中的一名同学花几分钟按时间顺序对整个病案进行总结。

提示信息(同伴教师版)

如有必要,可以引导学生使用模板对病案进行总结,具体如下:

患者是一名＿＿岁的男性/女性,其主诉为＿＿＿＿＿＿。其既往史包括＿＿＿＿＿＿,用药史包括＿＿＿＿＿＿。

通过询问病史,我认为这名患者的主要问题是＿＿＿＿＿＿。体格检查提示(阳性体征)＿＿＿＿＿＿,辅助检查显示＿＿＿＿＿(阳性结果或有意义的阴性结果)。综上所述,这名＿＿岁的男性/女性患者可能患有＿＿＿＿＿(最有可能的诊断),需要进行＿＿＿＿＿(额外的检查或方案)在鉴别诊断中还应考虑＿＿＿＿＿。

	单侧听力损失	中毒性听力损失	耳硬化症	伴或不表皮样瘤的慢性中耳炎	老年性听力障碍
视诊	无明显异常	无明显异常	无明显异常	耳道潮湿	无明显异常
触诊	无异常	无异常	无异常	耳后压痛	无异常
通过使用音叉测试和听力筛查来评估听觉功能	单侧减弱 韦伯试验音响偏向健侧	双侧减弱居多，韦伯试验结果无偏向，林纳试验阳性	单侧减弱居多偏向患侧，韦伯试验阴性，林纳试验阴性	单侧减弱居多，韦伯试验偏向患侧，林纳试验阴性	减弱，对称听力损失（双侧），韦伯试验无偏向，林纳试验阳性
耳镜检查	无异常	无异常	无异常	鼓膜发红，有脓（不总是），有穿孔（不总是）；在鼓膜后面可以看到表皮瘤（表皮残留物和其他表皮样物的积累）	无异常
治疗	1. 观察 2. 手术 3. 立体定向放射治疗	立即降低耳毒性药物的剂量；最好换用其他药物	手术：镫骨切开术	慢性中耳炎：清洁耳道和中耳，用药 表皮瘤：手术	助听器

参考信息（导师版）

疾病	病史		体格检查		辅助检查	
	支持	不支持	支持	不支持	支持	不支持
外耳/耳道		双侧听力损失无明显差异				
耵聍栓塞		耳道无异常，如耳漏和（重度）疼痛		耳镜检查未见耵聍栓塞		
外耳炎		双侧听力损失无明显差异		无传导性听力损失（林纳试验阳性）		
中耳						
急性中耳炎（OMA）		病程中无发热表现→可见于 OMA/COM				
渗出性中耳炎（OME）		病程中无耳痛表现→可见于 OMA/COM				
急性咽鼓管功能障碍		病程中无耳漏表现→可见于 COM				
慢性中耳炎（COM）（伴或不伴表皮样瘤）	幼年时期多次发生耳部感染	无外伤史		耳镜检查未见异常，韦伯试验无差异		
鼓膜炎						
耳硬化症						
颅脑外伤（如鼓膜）						
内耳/耳蜗						
梅尼埃病	耳鸣	无眩晕症状	耳镜检查未见异常，林纳试验阳性，韦伯试验无偏向			
老年性耳聋	听力进行性下降	无耳毒性药物用药史			听力图提示为老年性耳聋的典型表现	
药物中毒性耳聋	语言理解障碍	无噪声暴露史				
噪声中毒性耳聋		无外伤史				
颅脑外伤（耳蜗）						
蜗后						
听神经瘤	耳鸣	双侧听力损失				
颅脑外伤（神经）	听力进行性下降	无外伤史				

案例 B：一名因听力损失就诊的 3 岁女孩

第一阶段：案例摘要

一位母亲带着她的女儿前来就诊。患儿现 3 岁 2 个月，1 年前曾因耳部感染就诊一次，医生建议观察行保守治疗。患儿母亲诉患儿于 1 周前开始出现听力减退的表现，总是把电视的音量调得很大，并且有一次还看到她在抓她的右耳。此外，患儿近几日较易激惹。暂未测量患儿的体温。

问题 9　就诊断而言，当前有哪些考虑？需要向患儿母亲询问哪些问题？

提示信息（同伴教师版）

使用之前绘制的表格归纳总结相关信息。

参考信息（导师版）

分泌性中耳炎是幼儿听力损失最常见的病因。

应当注意幼儿听力损失的表现往往不具特异性。引导学生依据其所绘制的表格对患儿可能的诊断进行归类。听力损失的幼儿（其后发育正常）可能的鉴别诊断如下。

(1) 分泌性中耳炎；

(2) 急性中耳炎；

(3) 耵聍栓塞；

(4) 外耳炎；

(5) 内耳病变或蜗后病变。

依据绘制的表格收集需要的信息。可进一步关注以下方面。

(1) 有无耳道分泌物及耳痛（3 岁的女孩可能可以自己回答这个问题）。

(2) 有无上呼吸道感染史。

(3) 听力损失的早期症状和听力筛查测试的测试结果。

(4) 有无打鼾、鼻塞和张口呼吸（由于腺样体肥大）等表现。

(5) 患儿在幼儿园/托儿所的情况如何。

(6) 家庭中的其他孩子有无类似症状。

(7) 有无哮喘、支气管炎、湿疹和过敏等情况。

(8) 症状的严重程度、持续时间和病程。

(9) 言语和语言发展。

(10) 创伤。

问题 10　是否应当对患儿进行体格检查？如果需要检查,应当检查哪些项目？

提示信息(同伴教师版)

需要进行哪些体格检查？应当如何判断耳道和鼓膜的情况？在体格检查过程中需要关注哪些方面？

参考信息(导师版)

基于体格检查形成对患儿的总体印象对于疾病的诊断十分重要。例如患儿是否看起来不舒服和/或痛苦？是表现得烦躁不安还是仍能露出笑容？通过使用耳镜检查外耳、耳道和鼓膜以了解耳鼻咽喉区域的总体情况也很重要。

应注意患儿有无外耳道肿胀、剥落、泛红、耳漏、水疱、糜烂等表现。应根据鼓膜的颜色(粉红色、明亮或暗淡)、位置(退缩、正常、鼓胀)、透明度、光锥情况以及有无液体平面或气泡(罕见)等征象来判断鼓膜的情况。

此外,还应当寻找有无其他可能提示有感染的体征:如发热、腺体肿大、鼻塞等。

还应明确有无可能提示并发症的相关体征:如耳郭下移、乳突压痛、颈强直或意识障碍。

此时应在屏幕上展示讲义并由学生大声朗读。

第二阶段:病史与体格检查

患儿指着右耳诉其耳痛。此外,患儿母亲表示患儿近几日得了重感冒,但未见耳朵流出任何分泌物,这和一年前那次就诊情况相同。患儿的言语和语言功能无明显异常。

耳镜检查提示患儿双侧鼓膜红肿,且右侧较左侧严重。音叉试验结果:右侧林纳试验阴性;韦伯试验偏向右侧。患儿体温为 38.2℃。

问题 11　基于现有信息,考虑什么诊断？应当如何处理？

提示信息(同伴教师版)

目前最有可能的诊断是什么？

治疗方法是什么？应当综合考虑药物治疗和潜在的病理改变(腺样体或扁桃体肥大)。

可以使用"六步教学法"系统地从诊断推演至治疗方案。请学生为患儿书写处方。

参考信息（导师版）

基于现有信息，患儿最可能的诊断为急性中耳炎。音叉试验提示患儿存在传导性听力损失，与这一诊断相符。学生和同伴教师将收到该案例的不完整版本。为患儿选择合适的药物进行治疗十分重要。一份处方应至少包含患者的姓名、医嘱日期、药物数量、服用剂量和医师签名等。

问题 12　请小组中的一名同学花几分钟按时间顺序对整个病案进行总结。

提示信息（同伴教师版）

如有必要，可以引导学生使用模板对病案进行总结，具体如下。

患者是一名____岁的男性/女性，其主诉为_____。患者的既往史包括_____，用药史包括_____。

病史采集中发现的主要问题是_____，体格检查提示（阳性体征）_____，辅助检查显示_____（阳性结果或有意义的阴性结果）。综上所述，这名患者可能患有_____（最有可能的诊断），需要进行_____（额外的检查或方案）。在鉴别诊断中还应考虑_____。

参考信息（导师版）

疾病	病史		体格检查		辅助检查	
	支持	不支持	支持	不支持	支持	不支持
外耳/耳道	耳痛→提示外耳道炎	病程中无耳漏表现→提示外耳道炎		未见耵聍堵塞耳道		
耵聍栓塞						
外耳炎						
中耳	有嗜睡、发热、耳痛等症状，且伴有近期感染	无外伤史	有发热、嗜睡、鼓膜红肿等症状			
急性中耳炎（OMA）	存在前驱感染病史，即上呼吸道感染		右耳林纳试验阴性，韦伯试验偏向右侧			
渗出性中耳炎（OME）						
急性咽鼓管功能障碍						
慢性中耳炎（COM）（伴或不伴表皮样瘤）						
鼓膜炎						
耳硬化症						
颅脑外伤（鼓膜）						

续表

疾病	病史		体格检查		辅助检查	
	支持	不支持	支持	不支持	支持	不支持
内耳/耳蜗						
梅尼埃病		患儿年龄较小,无噪声暴露史,无外伤史		林纳试验阴性		
老年性耳聋						
药物中毒性耳聋						
噪声性耳聋						
蜗后		患儿年龄较小,无外伤史		林纳试验阴性		
听神经瘤						
颅脑外伤(神经)						

注意:如考虑患儿为复发性中耳炎,应对其有无腺样体和扁桃体肥大进行评估。保守治疗包括生理盐水洗鼻或使用赛洛唑啉鼻用喷雾剂进行短期治疗(6 岁以下儿童应使用 0.05% 浓度)。若考虑腺样体存在持续感染/阻塞性症状和/或中耳问题时,应考虑行腺样体切除术,否则将对患儿的健康和发育产生不良影响。

(张梦婷 译,闫思宇　柴桦　张林 审)

图书在版编目（CIP）数据

基于案例的临床思维教育的原则与实践/（荷）奥列·泰恩·卡特（Olle ten Cate）原著；张林，卿平主译. —北京：人民卫生出版社，2023.1

ISBN 978-7-117-34400-5

Ⅰ.①基… Ⅱ.①奥… ②张… ③卿… Ⅲ.①临床医学 – 医学教育 – 研究 Ⅳ.①R4

中国国家版本馆 CIP 数据核字（2023）第 022479 号

| 人卫智网 | www.ipmph.com | 医学教育、学术、考试、健康，购书智慧智能综合服务平台 |
| 人卫官网 | www.pmph.com | 人卫官方资讯发布平台 |

基于案例的临床思维教育的原则与实践
Jiyu Anli de Linchuang Siwei Jiaoyu de Yuanze yu Shijian

主　　译：张 林 卿 平
出版发行：人民卫生出版社（中继线 010-59780011）
地　　址：北京市朝阳区潘家园南里 19 号
邮　　编：100021
E - mail：pmph @ pmph.com
购书热线：010-59787592　010-59787584　010-65264830
印　　刷：北京汇林印务有限公司
经　　销：新华书店
开　　本：710×1000　1/16　印张：12
字　　数：222 千字
版　　次：2023 年 1 月第 1 版
印　　次：2023 年 2 月第 1 次印刷
标准书号：ISBN 978-7-117-34400-5
定　　价：55.00 元

打击盗版举报电话：010-59787491　E-mail：WQ @ pmph.com
质量问题联系电话：010-59787234　E-mail：zhiliang @ pmph.com
数字融合服务电话：4001118166　E-mail：zengzhi @ pmph.com

32检